# 驚異の「ホルミシス」力

眠っている能力を蘇らせ
人間力をアップさせる

都立駒込病院
脳神経外科部長
篠浦伸禎
Shinoura Nobusada

太陽出版

# はじめに

私は今年で30年間、脳外科医として働いてきたことになります。その間、外来の患者さんも増え、認知症を含めた様々な脳の病気の患者さんと接することも多くなりました。それらの病気の根本的な原因はなんであるかいつも考えているのですが、どうしてもストレスにいきつきます。

ストレスはご存じのとおり、多くの病気の原因となります。脳の病気である脳梗塞や認知症のみならず、癌、糖尿病なども、ストレスが引き金になります。そのような人たちには、ストレスをためないようにとアドバイスしてきました。しかし、最近はそのようなアドバイスをすることに、釈然としないものを感じるようになりました。

もちろん、ある程度お年になれば仕方がないと思います。お年寄りが脳の病気になるときは、たとえば寒い日に知り合いが亡くなられ、お通夜のあとお葬式に行ったりとか、無理したときに起こすことが多いのです。しかし、比較的若い人が脳の病気になるのを見てみると、ストレスが悪いのではなく、ストレスへの対処が問題なのではないかと感じずにはおれません。つまり、彼らから何か覇気といったものを感じないのです。いかにもストレスに弱そうなのです。

それは歴史というものを見てみれば、すぐにわかります。今の時代はすごく閉塞感があるのを、多くの方が感じておられていると思います。少子化の進行、産業の競争力の低下が人々にストレスを生み、毎年多くの自殺者や、発達障害、うつ病、認知症などの脳の疾患の増加を招いています。要するに、今の時代は、一言でいえば日本の国民全体の元気がなくなっているのです。

翻って、約70年前の終戦直後はどうだったのでしょうか。あの時代は食うや食わずであり、価値観も戦前に比べて180度転換した、大変な時代状況でした。客観的にストレスのレベルをいえば、今よりははるかに高かったはずです。実際、戦争で全財産を失い、お年寄りが認知症になったという話も聞いたことがあります。しかし、少なくとも、今の時代よりは人々に元気があったことは間違いないでしょう。戦後13年たち、まだ戦後の雰囲気が多少残っていた時代に生まれた私も、その時代の明るさ、元気さを鮮明に覚えています。

これはなぜでしょうか。ストレスが多いから不幸せで、ストレスが少ないから幸せであるという一般的なものさしは、歴史的に見ると決してあてはまらないことがわかります。ストレスの多寡が幸せを決めるのではなく、ストレスに対する反応が幸せを決めるのは、多くの人が感じているところではないかと思います。そうでないと、偉人といわれる人が例外なく、厳しいストレスを乗り越えることで人物をつくり、死ぬときに自分の人生を回顧して、自分の人生に満足したと感じる、つまり幸せな人生を送ったことが説明できないからです。ストレス＝悪という図式は、少しでも人生や歴史というものを知っていれば、あてはまらないことがわかります。

しかし、そうはいっても、ストレスは例外なく苦しいものです。その苦しいストレスを乗り越えて、生き方をレベルアップするにはどのようにすればいいのでしょうか。それには、私は2つの学問が役立つと思います。人間学と、脳科学を含めた科学です。

人間学というのは、耳慣れない方もいらっしゃるかもしれませんが、論語や聖書などの、昔からある、生き方を説いた学問です。いわゆる自己啓発の本などもそれにあたります。これらの学問は、つきつめればストレスへのいい対処法を教えているといっても過言ではありません。心理学も、それらをより体系的にしたといってもいいでしょう。

では、科学は人間の生き方に役立つでしょうか。私は、今は人間学ほど歴史がなく十分ではありませんが、役立つ可能性を秘めていると考えています。科学というのは、普遍的な真理を、世界中の誰もが理解できるようにし、それを基に人類を進歩させるのに役立ちます。人間の生き方という点においても、人間が脳を使って生きる生物である以上、脳科学を含めた様々な科学は、人間の生き方を解析し、改善するのに役に立つはずです。

特にここ数年は、私は覚醒下手術という最先端技術を脳の手術に使うことが多くなり、その思いを深くしました。覚醒下手術とは、文字通り患者さんが起きたままの状態で手術を行います。脳には痛覚がないため、可能になった手術です。覚醒下手術は、症状が悪くなるとすぐにわかるため、安全に手術を行うのに極めて有効です。

しかし、それだけではありません。その副産物として、脳の機能に関して、様々な新しい知見を得ることができました。ある部分の脳を触るだけで、突然怒りだしたりパニックになったり、「精神」といわれているものが劇的に変わることを目のあたりにすることもたびたびありました。そのたびに、人間の精神や行動は、やはり脳が主体になって動かしていることを実感しました。人間の精神や行動の変化の少なくとも一部は、脳を触るだけで起こる、一種の防衛反応のような、生理的な現象であることも感じました。

もう一度、ストレスの話に戻します。先ほどストレスそのものが問題なのではなく、それにどのように対処するかが、人生において問題であるとのべました。ストレスを契機にして病気になるのではなく、ストレスを契機として生き方をレベルアップすることが、私から見ると、人生の大きな岐路になります。同じストレスを受けても、自分をダメにするのではなく、自分をレベルアップする能力は、自分の中にしかありません。私は、その能力を「ホルミシス力」と呼びます。

ホルミシスというのは、低線量の放射線が、生物に害を与えるのではなく、むしろ生物を活性化させるという、約30年前にわかった現象をさす言葉です。放射線は、照射することにより活性酸素という障害を起こす物質を発生させます。つまり、放射線を照射することは、生物にとってはストレスなので、低線量＝軽いストレスが、逆に生物を活性化させる現象といっていいでしょう。

約30年前、ホルミシス現象は、低線量の放射線により起こることから研究が始まりました。しかし、それからホルミシス現象に対する研究がどんどん進んで、ストレス全般にホルミシス現象が起こることがわかってきました。それは、脳に対するストレスも同様です。脳は、ホルミシス現象を起こす主役である、という話も出てきました。

ホルミシス現象は、ストレスを乗り越え生き続けるために備わった、生物特有の現象です。その現象を人間の生き方まで敷衍し、ストレスを乗り越え、生き方をレベルアップする能力を、この本では「ホルミシス力」という言葉で呼びます。日本語でいうと、「不屈の魂」という言葉が一番近いかもしれません。

このホルミシス力を強くするための学問が、人間学ということになります。たとえば、論語の例をひきます。論語の中で、繰り返し「仁」が大事であるとのべています。それはなぜかといえば、仁を実行することで、まわりに信頼感のある仲間ができ、ストレスがあっても仲間が助けてくれる確率が上がり、ストレスを乗り越える力、つまりホルミシス力が増します。もし仁がなければ、仲間もつくれず孤独になり、ちょっとしたストレスでも自分一人で受け止めて出口がなくなり、ストレスに負ける確率が上がるのは、容易に想像できることです。

論語で出てくる残りの言葉、義、礼、智、信も、実行することで、ストレスを乗り越えるのを助けてくれます。だから、論語がいまだに読まれ、むしろブームになっているのでしょう。2500年の歴史に耐えて読まれているので、日本人にとっては、究極の自己啓発本といってもいいのではないかと私は感じています。

ホルミシス力というのは、人間が生きる上で一番大事な能力である、と私は考えています。勉強や運動ができる以上に、人生をよりよく生きることに関わってきます。

その人間にとって極めて大事な、ホルミシス力を上げるためには、人間学だけではなく脳科学を含めた科学も役立つことを、この本でのべていきたいと思います。

まず第1章では、低線量の放射線によるホルミシス現象が、本当に生物に起こるのか、ということをのべます。第2章では、低線量の放射線が、ホルミシス現象などを起こすことで、様々な病気を改善するのに役立つことをのべます。ここまで読んでいただくと、低線量の放射線によるホルミシス現象は、極めて信ぴょう性が高い現象であることがわかっていただけると思います。第3章では、ホルミシス現象が放射線のみならず、ストレス全般に起こる一般的な法則であることを、科学をベースにしてのべます。ここまでくると、ホルミシス現象は生物の持っている、生きていくための基本的で大事な反応であることがわかっていただけると思います。第4章と第5章では、第3章までのホルミシス現象への科学的な解析、さらに脳科学、人間学を組み合わせて、人間が生きていく上で、どのようにホルミシス力を上げるかをのべます。

人間が生きていくということは、当然脳を使って生きています。脳を使うことを解析することは、決して単純な話ではありません。しかし、その中にはいくつかの法則があります。そのため、人間が生きていく上でホルミシス力を上げるには、様々な方法があり、自分の今置かれている状況で使い分けることが鍵となります。

ストレスから受けるつらさを、ホルミシス力のレベルアップに転換し、よりよい生き方につなげるには、この本のような順序でストレスへ対処法を考えることが役立つのではないか、と私は信じています。

この本をお読みいただいたあとに、ストレスは決して悪と決めつけるものではなく、様々なやり方でストレスに対処することで、ホルミシス力を上げることが可能であることを理解していただき、可能な範囲で実行していただければ、これにまさる喜びはありません。

はじめに――2
第1章　放射線とホルミシス現象――15
悪性脳腫瘍に効果的な放射線治療――16
放射線ホルミシスの発見とその証明――23
放射線＝悪という概念からの脱却――29
①癌抑制遺伝子の活性化
②抗酸化酵素の増加、膜の透過性の改善
③免疫細胞の活性化
④ストレスに対応するホルモンの増加
⑤DNA修復活動の活性化
放射線ホルミシスを肯定する世界中の様々な報告――37
①細胞実験における放射線ホルミシスの研究
②動物実験における放射線ホルミシスの研究
③人間における放射線ホルミシスの研究
LNT仮説は放射線生物学的には間違っている――48
放射線による障害と生体の持つ修復機能との戦い――51
放射線というストレスが人間の潜在能力を引き出す――57
第2章　医療に役立つ放射線ホルミシス――59
ラドン温泉による病気の治療――60
①リューマチなどによる骨関節炎の痛みに、ラドン温泉治療が有効である
②喘息などの呼吸器疾患の治療に、ラドン温泉治療が有効である
③ラジウム温泉治療の有効性が体験談で示唆されているその他の疾患

低線量放射線の効果を手軽に体験――68
①ラドン温湿浴
②ホルミシスリンパマッサージ
低線量の放射による悪性疾患の治療――76
①悪性リンパ腫、白血病の治療
②食道、咽頭癌の治療
限界のある西洋医療を補完するために――80

**第3章 ホルミシス現象は生体における一般的な法則**――83
放射線だけではないホルミシス現象――84
ホルミシス現象は人類の進化の源泉――87
ホルミシス現象の主役は脳の視床下部――92
ホルミシス力を高める刺激にはどういうものがあるか――96
ホルミシス力を高める工夫――102

**第4章 人生で一番大事な能力はホルミシス力である**――107
ホルミシス力を高める脳の使い方――108
受動の段階：脳が情報を受けるときに大事なこと――113
①たとえ苦しくても、眼をそらさずにありのままを受け入れる。
②自分は弱いと思い、ストレスの原因を過少評価しない。
加工の段階：脳が情報を加工するときに大事なこと――126
①自分のホルミシス力を信じる＝前向きである。
②優れた脳の使い方をベースにしながら、自由である。

③自分の得意な脳の使い方を徹底的に使って、ストレスを乗り越える。
④自分の頭で考えて気づく。
⑤動物脳をコントロールし、脳全体が同じ方向を向く。
⑥ストレスのたびに志をレベルアップして不屈になる。
能動の段階：脳が情報に能動的に反応するときに大事なこと——161
①覚悟を決めて真摯に対応する。
②ストレスを見下して肩の力を抜く。

**第5章　ホルミシス力を高めるための生物学的な視点**——171
人生に役立つ、ホルミシス力を高めるための生物学の法則——172
①低すぎるストレスではホルミシス力は上がらない。
②ストレスを修復する環境が整っている。
③小さなストレスを乗り越えると大きなストレスに強くなる。
④大きなストレスに遭遇すると小さなストレスを乗り越えるのが容易になる。
⑤ストレスを受けると、それに対応するための刺激のない時間が必要である。
⑥若いときのほうがホルミシス力を上げやすい。
⑦物理的にホルミシス現象を起こすものを補助に使う。
日本人は、かつて高いホルミシス力を持っていた——188
幸せに生きていくために大事なこと——191

おわりに——195

# 第1章

# 放射線とホルミシス現象

## 悪性脳腫瘍に効果的な放射線治療

この章で、低線量の放射線がホルミシス現象を起こすかどうかを、その歴史的な背景も含めて、検討します。

まず最初に、私と放射線との関わりをのべます。私は、「はじめに」でのべましたように、脳外科医として30年間働いており、ここ10年以上は、脳腫瘍の治療を専門にしています。脳腫瘍の中でも、悪性脳腫瘍の治療経験は豊富にあるほうだと思っています。悪性脳腫瘍の患者さんには、まず手術でできるだけ腫瘍を摘出したあとに、放射線治療を行うのが一般的です。そのため、脳外科の臨床における、放射線治療の効果、副作用は十分に知っております。悪性脳腫瘍の治療に関しては、手術以外であれば、放射線治療が一番効果的であることは、様々な報告を見ても、また私の経験でも、まず間違いありません。

放射線治療に関する基礎的な研究も行ったことがあります。約10年前に私が行った、放射線治療に関する脳腫瘍の培養細胞を用いた基礎実験について、簡単にのべます。そのときの実験は、放射線治療の効果を増強するのに、どのような遺伝子を脳腫瘍細胞に導入すればいいのかを検討しました。遺伝子の中でも、アポトーシス関連遺伝子を導入することで放射線治療の効果が上がるかどうかの研究を、脳腫瘍細胞を用いて行いました。

アポトーシスとは、プログラムされた細胞死であり、壊死とは違う細胞の死に方になります。壊死を細胞が膨らんでいく死とすれば、アポトーシスとは細胞が断片化して小さくなっていく死です。そのアポトーシス関連遺伝子を細胞内に導入すると、放射線治療の効果が上がることが研究の結果としてわかりました。実は、なぜ放射線治療が悪性腫瘍の治療に効果的であるかという理由は、放射線が細胞にアポトーシスを引き起こしているためであるということがわかってきています。

しかし、放射線治療に専門的に関わっているわけではないので、放射線治療に関して普通の人よりは知識がありますが、放射線治療の正当性を擁護する立場でもありません。別の言い方をすれば、放射線に関しては何ら利害関係がないので、放射線に関する諸問題を冷静に判断できる立場にあると思います。

なぜ、こういうことを最初にのべたかといいますと、放射線の議論に関して、悪しき風潮が日本を覆っている気がするからです。放射線のメリットをいうかいわないかだけで、最初から学者を色分けしてみており、冷静に真理を議論することが難しい状況であるといっていいでしょう。たとえば、放射線にはホルミシス現象があるというと、原発関連の企業に雇われた御用学者といわれ、その現象を否定することが、何でも隠ぺいしようとする政治や企業に反抗する、民衆サイドにたつ正義の学者だといわんばかりの空気を感じるからです。

悪しき風潮といったのは、このようなことが、日本の歴史上何度も繰り返されてきたからです。危機があると毎度繰り返される、日本人特有の悪い癖といってもいいでしょう。危機に際して何が起こるかといえば、合理的な議論と感情的な議論が最後までかみあわず、平行線のまま終わるのです。

話は脱線しますが、その典型的な例をひとつあげます。それは、日本海軍の最後の戦艦である、大和の出撃に関する軍中枢部の議論になります。感情的なことをベースに議論をする人たちは、他の軍艦はすべて沈んだので、我々だけが出撃しないわけにはいかない、ということを主張しました。要するに、他の軍艦や死んだ人たちに申し訳ないという気持ちから出た発想です。撃沈される可能性が高いから出撃せず、国内の港に係留されたまま戦うという合理的な考え方では、他の沈んだ軍艦に申し訳がたたないので、たとえ沈んでもいいから出撃するというウェットで感情的な主張です。

一方、合理的なことをベースに議論をする人たちは、たとえ出撃しても飛行機がもうないわけですから、沖縄に着く前に撃沈されるのは明白であり、それだったら大きな大砲があるのだから、呉の港にいたまま、米軍が来たときに戦うべきだという論理です。

今の我々から見れば、なぜ沈むのがわかっているのに出撃したのかと奇妙に思いますが、戦争末期という異様な雰囲気の中ではそのような理性的な考えは通用しません。結局のところ、我々だけが出撃しないわけにはいかないという空気が会議を支配して、出撃することになりました。勝敗は度外視して、我々が戦わずに逃げては戦死者に申し訳ないという、集団で動く極めて日本的な空気が導いた結論でした。

私は脳からものを見ているので、これは左脳と右脳の対立だと感じています。左脳は言語をベースにして論理的に考えます。右脳は人の表情から気持ちを推測するような機能があり、人と人との関係性に関わっています。つまり、「かわいそうだ」「申し訳ない」といった人間関係に関わる感情は、右脳が大きく関与しています。

戦艦大和の出撃に関しては、左脳主体の脳の使い方をする合理的な人たちが出撃に反対し、右脳主体の脳の使い方をする温情的な人たちが出撃に賛成しました。その結果、元々日本人は人間関係が発想の中心にある右脳主体の民族なので、右脳が左脳を抑え込んだ結論になったのです。

放射線に関する議論も、脳の使い方から見ると全く同じである、と私は感じています。原発に反対し、放射線を毛嫌いして、どんな少ない放射線量でも逃げようとする人たちは、根っこの部分に、放射線があると子供がかわいそうであるという感情があります。つまり、人間関係を主体とする、右脳が主体の人たちの発想です。

このような人たちの特徴は、科学的な議論が全く頭の中にはいってこないということです。典型的な発言は「自然からくる放射線は身体にいいが、人工的なものからくる放射線は身体に悪い」というものです。もちろんないとは思いますが、もし科学者がこのような発言をすれば、おそらくそのあとは存在自体を否定されるほどのレベルの低い話ですが、科学的な事実が頭にはいらず感情で動いている人たちにとっては、妙に説得力がある発言のようです。

一方、原発の存続に賛成し、放射線の害に関しても、冷静に科学的に評価しようという人たちは、左脳を主体に使っている合理的な人たちです。私は、原発に関しては何かものをいう立場にはありませんが、ただひとついえることは、原子力をエネルギー源として今後使うかどうかは、時間が審判を下すと信じています。そして、どの方向に行くかに関する議論で、日本人の悪癖が招いた、戦艦大和の悲劇を繰り返さないことです。

エネルギーという、人間が生きていく上で極めて大事なものの行く末を感情論だけで処理すると、長い目で見て、戦艦大和のように日本が沈没していくことは、間違いなくあり得ると思います。

それに関しては時間が解決すると思いますので、この本ではこれ以上触れませんが、福島の人たちがいまだに避難する必要があるのかという問題は、全く別の次元の話です。左脳から見ても右脳から見ても問題があり、「ならぬものはならぬのです」と感じますが、それに関しては、第4章でふれます。

いずれにしても、日本人特有の悪い癖が前面に出ており議論をしづらい空気があるので、あまり関わりたくないという科学者が多いのも事実です。私がこの本で、私の専門外である放射線のホルミシス現象のことをのべる理由は、いろいろ調べた結果、放射線に限らず、ホルミシス現象というものは、議論の余地のないくらい、生物にとって普遍的な真理であることを感じたからです。つまり、ホルミシス現象とは、放射線のみならずストレス全般に関する法則であり、医療のみならず、生きていく上においても極めて重要な考え方であることを、様々な証拠をあげながら、順を追ってご説明したいと思います。

## 放射線ホルミシスの発見とその証明

まず、放射線による障害に関する学問的な歴史をのべます。低線量の放射線によるホルミシス現象が見つかる前は、ＬＮＴ（Linear Non Threshold）仮説（直線的無閾値仮説)が、放射線障害に対する一般的な考え方でした。これは1927年にノーベル賞をとった、米国テキサスの遺伝学者であるマラー博士が提唱した仮説です。

彼の実験によれば、照射した放射線量に比例して、染色体異常が発生するというものです。その仮説によると、どんな低線量の放射線でも染色体、つまり遺伝子の異常が発生し、その結果、癌になるということです。つまり、この値以下であれば大丈夫、という安全な放射線の線量はないというものです。放射線は、どんなに低い量でも体に害になるという考え方といっていいでしょう。

この仮説を基にして、国際放射線防御委員会(ICRP)は放射線の防御基準を定めています。日本もそれにのっとって放射線に対する防御を行っており、一人あたりの年間被曝量の上限を、1ミリシーベルトと決めています。

ここで簡単に、放射線の強さを表す単位についてのべます。まず、グレイという単位があります。放射線が「もの」に当たったときに、単位質量(1キロ)あたりどのくらいのエネルギー（1ジュール）を与えたのかを表す単位であるのが、グレイ（1グレイ）です。生体への影響には関係のない、放射線自体の強さを表します。脳腫瘍の放射線治療においては、放射線の量をグレイで表します。

一方、シーベルトという単位があります。シーベルトという単位は、生体がどの程度放射線からの影響を受けるかの量を表したものです。つまり、2シーベルトの放射線量は、1シーベルトの放射線量に対して、2倍生体が影響を受けるということになります。

なぜ、このように放射線の生体への影響を数値化することが必要かといえば、放射線の種類により生体への影響が違うからです。たとえば、アルファ線（陽子2個、中性子2個からなる粒子線）は生体への影響が比較的強く（ベータ、ガンマ、エックス線の20倍）、ベータ線（電子からなる粒子線）、ガンマ線（電磁波）、エックス線（電磁波）は影響が比較的弱いという性質があります。

このように、放射線の種類は何種類かあり、それぞれの放射線で生体への影響が違います。そのため、放射線の種類をうんぬんして放射線自体の強さを見るよりは、種類に関係なく生体への影響を反映したシーベルトであらわしたほうが、放射線の生体に与える影響の比較をしやすいわけです。ちなみに、年間の被曝量の上限である1ミリシーベルトは、1シーベルトの1000分の1になります。

話を元に戻します。1982年に、そのLNT仮説に疑問をなげかける研究結果が発表されました。それは、米国ミズーリ大学の生命科学者であるラッキー博士が、宇宙飛行士を研究したところから始まりました。そのころ、米国のNASA（アメリカ航空宇宙局）が懸念を持っていたのは、宇宙線は、我々が地上で浴びる放射線量の数百倍の強さがあり、どの程度それが宇宙飛行士の健康面に影響を及ぼすかということでした。

NASAからその解析を依頼されたラッキー博士が、10年以上研究して出した結論は、低レベルの放射線はむしろ体に有益であるという驚くべき結果でした。

この現象を、ラッキー博士は「放射線ホルミシス」と名付けました。これは、LNT仮説とは全く違う考え方です。つまり、低線量の放射線は、体に害になるどころか、体に有益であるという、180度違う話だからです。

では、なぜマラー博士のLNT仮説とラッキー博士の発見したホルミシス現象が180度違う結果が出たのでしょうか。その理由は、マラー博士の使ったのがショウジョウバエの精子の細胞であり、DNAの修復作用がないという極めて特殊な細胞を使っていたからでした。DNAの修復作用がないということは、放射線による遺伝子、つまりDNAの障害に対して、その細胞は修復作用がないということになります。修復作用がないとなると、当然放射線による障害を修復することはできません。つまり、どのような低い放射線量でも害になるのです。

それに反して、ほとんどの細胞は、DNAが障害を受けたときに修復作用があり、自分の細胞を守るようにできています。なぜならば、放射線のみならずあらゆるストレスがDNAに障害を与えるので、DNAが障害を受けるのは日常茶飯事だからです。生物がこのストレスの多い環境で生きていくには、DNAが障害を受けたときに修復作用を持つことは、生きていくためには必須のことなのです。

特に人間の細胞は、毎日1細胞あたり100万件もDNA修復が行われていることがわかってきました。そのDNA修復には、数百もの酵素が関わっています。面白いことに、人間のDNA修復能力は他の動物に比べて高く、猿などの様々な生物に比べて、紫外線によるDNA障害の修復能力は10倍以上であることが報告されています。それが、人間が一番進化した生物であることと、密接に関連しているのでしょう。

なぜ、マラー博士が、そのような修復作用がない特殊な細胞を使ったかは知る由もありませんが、彼は低い線量でLNT仮説を主張しておらず、彼の意図を離れて、LNT仮説が一人歩きしている可能性があります。

その仮説がいまだに呪縛となり、除染を含め必要以上に、放射線の防御に莫大な資金が投下されていることは、決して看過できることではありません。

## 放射線＝悪という概念からの脱却

ラッキー博士の放射線ホルミシスに関する発表に驚いたのが、原子力発電のリスクをいかに下げるかをずっと研究してきた服部禎男博士です。彼が長年研究してきた基本的な考え方は、ＬＮＴ仮説をベースにした、放射線＝悪という概念でした。根底からこの考えをくつがえすこの発表に納得がいかない服部博士は、米国の関係者にその疑問をぶつけ、その結果、ホルミシス現象が本当にあるかどうか、関係者が集まって検討することになりました。

余談になりますが、服部博士が子供のころに、このようなエピソードがあります。彼があまりにやんちゃなので、彼のおばあさんが「かまどに足を乗せたら足が曲がるよ」といったことがありました。そうすると彼は、毎日おばあさんの前でかまどの上に乗って足踏みして「曲がるかどうか実験だ」とやったらしいのです。

これは、服部博士と出身地が近い織田信長が、若いころ池に大蛇がいると聞いて、池から水を全部くみ出して確認しようとしたという話に似て、物事の真理をつきつめようとする、彼の強烈な執念を感じさせるエピソードです。

その執念深い服部博士に動かされて、1985年に、米国のオークランドで、放射線ホルミシスに関する会議が開かれました。そのときの結論が、「放射線ホルミシスは科学的に正しいが、哺乳類動物などで検証する必要がある」というものでした。

それを受けて、1988年より、日本でも10以上の大学や研究所が、哺乳類動物に放射線ホルミシスがあるかどうかの実験、調査を始めました。その結果、ラッキー博士の報告のとおり、哺乳類動物でも、放射線ホルミシスのあることがわかってきました。つまり、低線量の放射線を照射することにより、哺乳類の細胞が元気になる、つまり癌になりにくくなったり、若返ったりする、ということが証明されました。

具体的にいうと以下のことです。

### ①癌抑制遺伝子の活性化

癌抑制遺伝子とは、癌になるのを阻害する（癌細胞を見つけて自殺命令を出し、癌細胞を殺してしまう）遺伝子です。この遺伝子が増えることで、癌化を抑える方向に働きます。癌抑制遺伝子の中の有名な遺伝子として、p53があります。マウスに、１００〜５００ミリシーベルトの低線量のエックス線で全身照射をしてみました。その結果、６時間後に癌抑制遺伝子であるp53が増加しました。つまり、低線量の放射線を照射することで、細胞が癌になるのを抑える遺伝子が増えたことになります。

## ②抗酸化酵素の増加、膜の透過性の改善

様々なストレスで、細胞内に活性酸素が発生し、それが遺伝子に傷害を与え、癌化や老化の原因となります。活性酸素は、様々な病気を引き起こす共通の悪者と考えられているのです。抗酸化酵素（スーパーオキサイドディスムターゼ、グルタチオンペルオキシターゼなどがあります）とは、その癌化や老化にかかわる活性酸素を減少させる酵素です。抗酸化酵素が増えると、癌化や老化を抑えることができる

わけです。

マウスに、200〜500ミリシーベルトの低線量のエックス線を全身に照射してみました。その結果、この抗酸化酵素が増加しました。つまり、低線量のエックス線の照射により、癌化や老化が抑えられることになります。

また、同様の実験で、過酸化脂質が減少しました。特に、脳において過酸化脂質が著名に減少し、それが少なくとも3か月以上続きました。過酸化脂質とは、活性酸素により酸化された中性脂肪やコレステロールの総称です。過酸化脂質も、癌化や老化を促進する悪者になります。低線量のエックス線の照射による抗酸化酵素の増加により、これらの体にとって有毒な物質が減ったのです。

こういう細胞にとってゴミともいうべき物質が減ると、細胞膜や核膜の透過性が改善されます。これらの膜の透過性が上がると、細胞のゴミ処分がさらに効率的になり、タンパクなどの産生も盛んになり、細胞が若返ることとなります。

つまり、年をとって様々なところにゴミがつまってしまい、そのため機能が落ちた細胞を、低線量のエックス線の照射が大掃除をするのです。その結果、細胞が若返り、効率よく本来の機能を発揮するように助けるのが、放射線ホルミシスのひとつの効果になります。これらの現象は、ラドン温泉でのウサギを使ったラドン吸入実験でも、同様の結果が得られました。ラドンも、低線量の放射線を持っています。

## ③免疫細胞の活性化

癌になるのは、癌細胞を見つけて排除するための、正常な免疫力が低下することからも始まります。免疫細胞は、体においては警察のような存在で、癌などの悪い細胞を見つけて逮捕し、体から排除する役割があります。

悪性リンパ腫の患者さんに、１００ミリシーベルトという低線量の放射線を、週に3回、５週間かけて照射した研究があります。その結果、10年生存率が34％も改善しました。同時に、ヘルパーT細胞などの免疫力を高める細胞が、増加していることが確認されました。つまり、低線量の放射線により、悪い細胞を処理し排除する免疫系が元気になり、免疫力の落ちた患者さんにおいても、正常に働くようになるのです。

### ④ストレスに対応するホルモンの増加

ストレスがあったとき、様々なホルモンが分泌されて、ストレスを乗り越えようとします。それらをストレスホルモンと呼び、アドレナリン、ベータエンドルフィン、メチオエンケファリン、インシュリンなどがあります。

アドレナリンは、ストレスに対応する主体ともいうべきホルモンで、分泌されると心拍数や血圧が上がり、瞳孔をひらき、血糖値も上げ、ストレスと戦うために有用な、様々な機能を上げる働きがあります。ベータエンドルフィンは、ストレスによる精神的、肉体的な痛みに対して、鎮痛作用、多幸感を与えることにより、痛みを抑える機能があります。メチオエンケファリンも、同様な鎮痛作用があります。インシュリンは、アドレナリンの分泌により上がった血糖値を、正常に保とうとする働きがあります。

ストレスにより上がったままの血糖値を下げないと、糖尿病になり、心臓、脳、腎臓などにやがて障害を与えます。つまり、放射線ホルミシスにより、ストレスに負けることなく、適切に対応できるようなホルモンが分泌されるのです。

ウサギに、ラドン温泉の冷泉水を沸騰させた湯気を1時間吸入させた実験がありますᅳその結果、ストレスホルモンであるアドレナリン、ベータエンドルフィン、メチオエンケファリン、インシュリンが増加することが確認されました。

## ⑤ＤＮＡ修復活動の活性化

ＤＮＡ損傷は日常茶飯事のように起こっており、その損傷したＤＮＡを直接修復する酵素が、ほとんどの細胞には備わっています。それがないと、癌化、老化につながるわけです。人の細胞に100ミリシーベルトという低線量の放射線を照射した実験があります。その結果、ＤＮＡ修復活動が活性化しました。つまり、軽いストレスを細胞に与えると、生物にとって生き続けるために一番大事な酵素である、損傷したDNAを修復する反応に関わる酵素を産生するためのスイッチが次々とはいり、この結果、細胞を守る力が強くなることがわかりました。

これに関しては、このような日本における実験結果が日本の研究者たちから国際的な学術誌に次々と発表され、世界的にも様々な報告がなされるようになりました。これについては、あとでもう少し触れたいと思います。

以上の結果を、1994年に米国のワシントンで、全研究の統括委員長であった服部博士が放射線ホルミシス（放射線適応応答）として報告しました。それを受けて、日本、米国、フランスの学者たちが、放射線ホルミシスを証明する様々な研究を発表するようになりました。日本人が、放射線ホルミシスの研究の嚆矢となったわけです。

## 放射線ホルミシスを肯定する世界中の様々な報告

日本の研究者が発表したあと、放射線ホルミシスを肯定する様々な報告が、世界的にも数多くなされてきました。それらの報告の中で、私が確からしいと感じ、専門家からもそのような評価を受けている情報をまとめてみました。

### ①細胞実験における放射線ホルミシスの研究

フィラデルフィアにあるフォックス癌センターのクヌドソン博士らは、人間の細胞を使って、ＤＮＡ複製時の２本鎖切断とその修復についての研究を行いました。ＤＮＡはご存じのとおり、２本鎖の状態で、細胞の核内に存在しています。細胞が分裂する前に、ＤＮＡを複製する過程があります。その過程で、２本鎖が同時に切断されると、１本鎖が切断されることに比べて、ＤＮＡに重篤な障害を与え、修復が困難なこともあります。しかし、2本鎖切断をほっておいて修復しないと癌化につながるため、多くの修復酵素が働いて修復しようとします。

人間の細胞は、活性酸素の攻撃を常に受けています。その結果、平均すると、ひとつの細胞がDNAを複製する1サイクルあたり、約50個もの2本鎖切断が発生します。この約50個の2本鎖切断を生じさせる放射線量は、300ミリシーベルト／時間（1時間あたりの放射線量が300ミリシーベルト）にあたるといわれています。

そのDNAの、約50個もの2本鎖切断を、多くの修復酵素が働いて修復するのですが、その修復が最高の効率になる放射線の照射量があります。これは、放射線ホルミシスを最高の効率で起こす放射線量になります。その放射線量が、驚いたことに60から600ミリシーベルト／時間なのです。この放射線量は、先ほどのべた300ミリシーベルト／時間とほぼ同じ量です（図1）。つまり、細胞複製時に、普段やられているDNAの損傷（約50個の2本鎖切断）を起こすくらいの放射線量をあてると、最高の修復機能を発揮するということになります。これは放射線による

図１

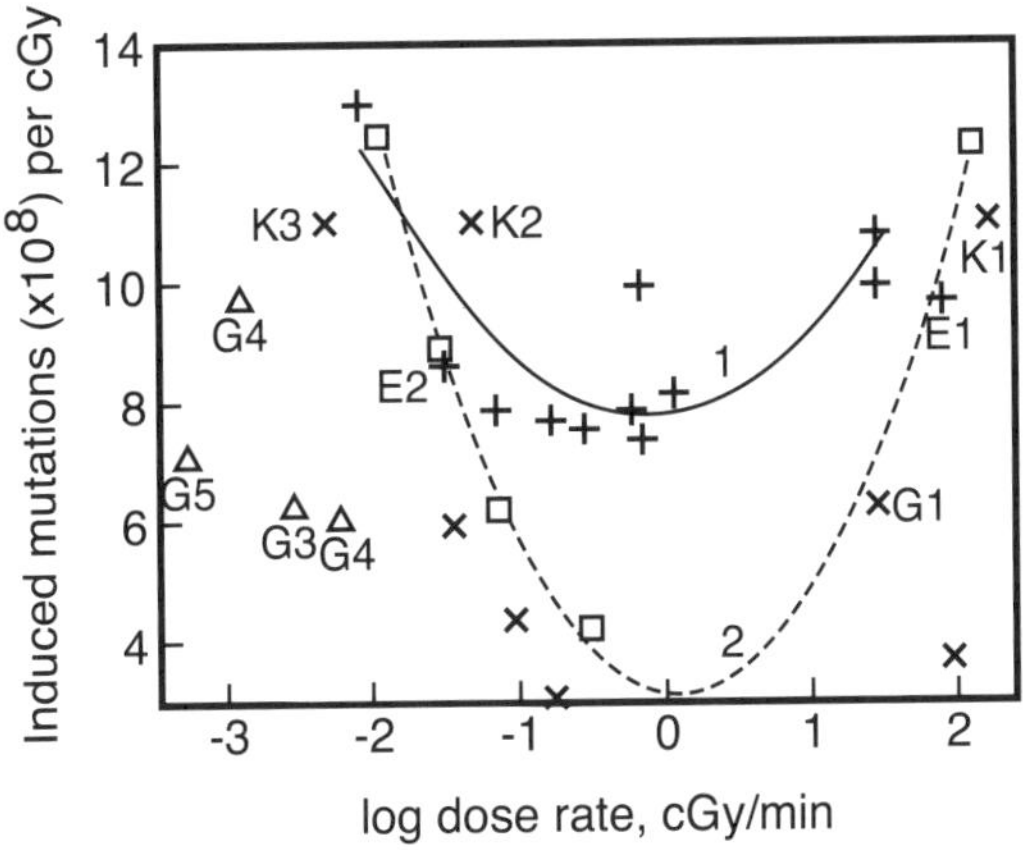


縦軸：１センチグレイあたりの放射線により生じる変異の数（実際の数値は縦軸の数値 x $10^8$ 個）、上に行くほど変異の数が多い。
横軸：細胞に１分あたり照射した放射線量をセンチグレイであらわし対数にしたもの。右に行くほど時間あたり照射した放射線量が多い。
＋とそれを近似した１の曲線：マウスL5178細胞に放射線を照射した実験結果をプロットした。
□とそれを近似した２の曲線：チャイニーズハムスターV79細胞に放射線を照射した実験結果をプロットした。
Xと△：ヒトTK6リンフォブラストイド細胞に放射線を照射した実験結果をプロットした。

これらの実験の結果、放射線量が多くても少なくても変異が増加し、放射線照射による変異の一番少ないのが、１分あたり１センチグレイの放射線量のところあたりにあるのがわかる。

DNAの2本鎖切断発生と修復が、活性酸素によるそれと全く同じシグナルレゾナンス（共鳴信号）によって生じているということなのです。

これは考えてみれば、単なる偶然ではありません。当たり前の話です。生物は、たとえ厳しい環境でも、それに適応して、その環境の中で最高の能力を発揮するようになっていくのです。そうでないと、生物の生き残りは困難になります。

「遠くの仏よりも近くの鬼」という諺があります。どんな過酷な環境でも、そこに長くいると、それに適応して、むしろその環境で最高の能力を発揮することを意味します。大リーグで活躍するイチローは、素人から見れば極めて過酷なスケジュールに適応して、最高の能力を発揮します。いうなれば、人間の細胞は、生きるために厳しい大リーグで活躍するプロなのです。

もちろん、これより多い放射線量であれば、修復能力が追いつかず、細胞が癌化していきます。しかし注目すべきは、それより低い放射線量、つまり60ミリシーベルト／時間以下であっても、DNA修復機能は効率が悪いということです。

これは、いくら低線量といっても、ある程度の放射線量でないと、数多くある修復酵素にスイッチがはいらず、細胞は元気にならない、ということになります。つまり、せっかく先祖より引き継いだストレスに対応する能力に、ストレスが低すぎると、スイッチがはいらないということです。

自然の中で我々が浴びている放射線量は、0.1マイクロシーベルト／時間といわれています。最高の修復能力を発揮させる放射線量は、その１００万倍くらいという、我々が普段自然の中で浴びている放射線量に比べると、相当高い量にあたります。つまり、人の細胞は、自然放射線のストレスの１００万倍にあたる活性酸素の攻撃を、太古の昔に受けた可能性があり、その結果、その攻撃量が一番ＤＮＡ複製を完璧に行えるように細胞が慣らされた、ということが推測されます。

これらの、放射線ホルミシスを起こすのは、放射線量が高すぎても低すぎてもいけないという研究結果は、クヌドソンらのみならず、同様の報告が多数あります。

たとえば、線維芽細胞に放射線を当てた実験があります。その結果、1ミリグレイのような極めて低い放射線量では、細胞はDNA障害を修復しません。しかし、5ミリグレイ以上だと修復能力が出てきます。これも、同様の話になります。

ただし、放射線の専門家から見ると、この報告は極めて魅力的な反面、この発表に関して、他のグループが追試で証明したという論文ができません。確定的なことをいうには、今後の研究を待たねばならないと思われます。

## ②動物実験における放射線ホルミシスの研究

動物実験でも、放射線ホルミシスを証明する大規模な実験結果が報告されています。フランスのデゥポート博士らは、ラドンをラットに吸入させ、肺癌の発生率を見ました。その結果、自然放射線量の300倍であれば肺癌の発生が減るが、1万5000倍であれば増加するというデータが出ました。低線量の放射線（自然放射線量の300倍）は、むしろラットの癌を減らすのです。

また、米国のスコットらのグループが、同様の報告をしています。長期間低線量のガンマ線を照射したラットは、高線量のアルファ線で誘発される肺癌の発生を減少させることがわかりました。動物実験においても、放射線ホルミシスが確からしいことが、多数報告されているのです。

## ③人間における放射線ホルミシスの研究

放射線の人間への影響に関する最大規模の研究が、広島、長崎における原爆被災後の、被曝者の健康に関する調査になります。最近、広島、長崎の被曝者10万5427名の固形癌発生率を、1958年から1998年まで追跡した研究が発表されました。それによると150ミリシーベルト以上被曝した人たちは、癌の発生率が上がりますが、100ミリシーベルト以下では、統計学的に有意の増加を示す証拠はないことがわかってきました。つまり、LNT仮説は、広島、長崎の被曝者においては、低い放射線量では証明されておりません。

また、チェルノブイリ原発事故の放射能落下物の高汚染区域である、ベラルーシのゴメリという地域があります。そこでは、原発事故後に、5年間で150ミリシーベルトの放射能被曝がありました。そこで、一番放射線に敏感な疾患である、小児白血病の発病率に関しての調査が行われました。

その結果、原発事故の前後で、小児白血病の発病率の変わりはありませんでした。つまり、150ミリシーベルト以下であれば、小児に関しても安全であるということになります。これも、低い放射線量ではLNT仮説が証明されていないことを示すデータになります。

世界の中でも、自然放射線の高い、いわゆる高自然放射線地域の疫学調査も報告されています。これらの地域における、癌を含めた悪性の疾患の発症率を調べれば、低線量の放射線の、人体に与える影響が明確になります。年間6.4ミリシーベルトと、ICRP（年間1ミリシーベルト）の基準よりはるかに高い放射線量を示す中国広東省の陽江県での調査があります。その地域で、3万1604名の30歳から74歳の発癌率を、１９７９年から１９９８年まで調べました。その結果、その他の放射線が低い地域に比べて、固形癌や白血病の発症率は決して高くはないこと、肝癌はむしろ減っていること、がわかりました。

年間10ミリシーベルトと、さらに自然放射線量が高い、ブラジルのガラパリの海岸でも、胎児に対する影響が調べられました。その結果、先天異常、流産、死産、乳児死亡率などが、他の放射線量の低い地域と比べても、なんら変わらないことがわかりました。

これを見ても、年間１ミリシーベルトというＩＣＲＰの基準が、現実に地球上で起こっていることに比べて、低すぎることがわかります。

以上の報告は、ＬＮＴ仮説が低線量（少なくとも１００ミリシーベルト）では証明されていない、といったことを示唆する研究でした。ところが、低線量の放射線は健康に関して影響がないどころか、むしろ健康にプラスになる、つまり放射線ホルミシスが人間にも起こっているという報告は、たくさんあります。そのうちの一部をのべます。

チェルノブイリにおいて、原発事故で放射線を浴びた住民や労働者の長期的な癌の発生に関して、国連科学委員長であったジャヲロウスキー博士が発表しています。それによると、チェルノブイリで人々の救出にあたり一番放射線を浴びている救急隊員の固形癌の死亡率は、事故発生から4年から14年の平均で、ロシア平均に比べてむしろ15~30%も減少しているのです。さらに、一番放射線を浴びたと考えられるブリヤンスクという地域で、住民の固形癌の死亡率も調べられました。その結果、死亡率が5%も減少していたのです。つまり、ある程度の放射線は、むしろ癌の発生を減少させる、つまり人間においても放射線ホルミシスがあることを、これらの結果は示唆しています。

さらに、米国において、原子力空母や潜水艦にて修理に関わった造船工2万7872名と、それと年齢、仕事の種類が一致するが、それらの場所で修理に関わっておらず、つまり低線量の放射線を浴びていない一般の造船工３万２５１０名の、１９５７〜１９８１年までの癌の死亡率を比較した研究があります。それによると、５ミリグレイ以上放射線を浴びた造船工は、有意の差（24％）で癌の死亡率が低いという結果が出ました。これも、人間においても放射線ホルミシスがあることを支持するデータになります。

しかし、統計を使って解析するということは、それに関わった研究者たちはご存じでしょうが、対象者、解析法によって様々な結果がでうるという、極めて恣意的な面もあります。そのため、ある現象が有意の差で存在する、という報告がある一方で、存在しないという報告も、しばしば同時に存在します。

報告が多ければ多いほど、真実は藪の中ということは、学問の世界ではよくあることです。特に、放射線に関しては、様々な研究者たちが、立ち位置によって様々な思惑があるためか、明確にこうだといえない状況であることは事実です。そのため、大規模試験においても、放射線ホルミシスがあることを、誰もが納得するくらい明確に証明するには、もう少し時間がかかりそうです。

しかし、低線量（100ミリシーベルト）を浴びることで放射線の害が出るという証拠はない、つまり低線量の放射線でLNT仮説が正しいという証拠はない、ということだけは今の時点で断言できると私は考えています。

## LNT仮説は放射線生物学的には間違っている

なぜ、LNT仮説が低線量ではなりたたないのでしょうか。その本質的な理由は、ダーウィンの進化論にいきつくと思います。

人間を含めた多細胞生物は、多くのストレスが周囲にある地球上で、ある程度のストレスは乗り越える能力がないと、当然生きてはいけません。ちょっとしたストレスでやられてしまうような生物は、すぐに進化の中で淘汰され、地球上から消えていきます。それぞれの置かれた環境の中で、環境からくる様々なストレスを乗り越える能力のある生物が、ダーウィンのいう、環境に適応した生物である、ということになります。様々なストレスを乗り越える力の強い生物が、進化した生物であるということです。

生物のなかで、一番その力があるのが人間です。強烈なストレスに対しては、すぐには難しいでしょうが、低線量の放射線程度の低めのストレスに対しては、すぐに乗り越える能力を、遺伝子の中に持っているのは当然でしょう。適度のストレスは、それらの遺伝子のスイッチをオンにするのです。

人間がご先祖様から受け継いだ、最大の財産であり恩恵であるのが、これらのストレスを乗り越える遺伝子であると思います。しかし、ストレスがないと、それらの遺伝子は眠ったままになっているのです。

そのストレスの中で、共通する原理のひとつが、活性酸素によるＤＮＡへの障害です。放射線のみならず、様々なストレスで、活性酸素が発生します。活性酸素によるＤＮＡの障害は常時起こっているので、それを修復する機能が、生物で発達してきました。特に、先ほどのべたＤＮＡの２本鎖切断という重篤な障害に対しては、ある程度の障害であればそれをしっかり修復する機能があります。

これは、ＤＮＡの２本鎖切断を修復するのが困難な遺伝を持つ病気である、ブルーム症候群の人の細胞を使った実験でも、はっきりと証明されました。正常の人の細胞に比べて、ブルーム症候群の人の細胞は、ＤＮＡの２本鎖切断を10分の１程度しか修復する能力がありません。修復する能力が低いため、ブルーム症候群の人は、20歳までに3割もの人が癌を発症します。ＤＮＡの２本鎖切断を修復する能力が低いため、若いときから高率に癌が発生するのでしょう。

この修復能力が、いかに生体を守るのに大事であり、あらゆる生物が、この修復能力を持たないと、癌などを発症して生きていけないことがはっきりわかる話です。修復能力があることなどわかっていない時代のＬＮＴ仮説では、放射線の生体への影響を正確に説明できるはずもありません。実際、２００９年に、『ラディオロジー』

という放射線に関して権威のある雑誌でも、フランスのチュビアーナ博士らが、約１７０の論文を引用して、ＬＮＴモデルは放射線生物学的には間違いである、とはっきりのべています。

## 放射線による障害と生体の持つ修復機能との戦い

放射線による生体への影響は、様々な要素がからむ、複雑な問題です。それに関して、少し詳しくのべます。

生体における放射線障害は、放射線による障害を起こす力と、生体のもつそれを修復する力とのせめぎ合いになります。その両者の力関係が、結果を左右することになります。つまり、攻撃（障害）と防御（修復機能）のどちらが強いかで、生体の運命が決まるわけです。放射線と生体との戦争といっていいでしょう。

放射線が持つ障害を起こす力に関しても、様々な要素があります。そのイメージがわきやすいように、戦争にたとえてみます。放射線は敵、生体の持つ修復機能は、敵に攻められたあとの味方の回復力とたとえていいでしょう。

敵の兵力を分析するとき、様々な要素があります。たとえば、兵隊の数、どこから攻めてくるか、どのくらいの数の兵隊が集中して攻めてくるか、どのくらいの期間攻めてくるか、どのような強力な武器を持っているか、などが敵の兵力の解析には必要でしょう。放射線も同じです。「兵隊の数」にあたるのがトータルの線量、「どこから攻めてくるか」にあたるのが照射範囲、「どのくらいの数の兵隊が集中して攻めてくるか」にあたるのが線量率、「どのくらいの期間攻めてくるか」にあたるのが照射時間、「どのような強力な武器を持っているか」にあたるのかがLET（線エネルギー付与）にあたります。

LETは難しい概念ですが、一言でいうと、放射線の通過する経路沿いのDNAの損傷密度にあたります。LETが高いほど、放射線が通過したあとに、その経路の周囲に大きな損傷を与えることになります。これらの要素をすべて考慮に入れないと、放射線の持つ障害を起こす力は解析できません。たとえば、高いトータル線量、広い照射範囲、高い線量率、長い照射時間、高いＬＥＴが、放射線障害を高めると思われます。

一方、修復機能に関して戦争にたとえると、味方の回復力になります。以下のことを解析することが、回復力の程度を知るのに役立ちます。それぞれの人が持つ回復させるための能力が高いかどうか、むしろ元気になるくらいの適度のストレスかどうか、回復させる時間がどの程度あるか、回復させるための環境がどの程度整っているか、以前に戦争を経験して回復させた実績があるか、などを解析するとある程度のことがわかります。

それを生体の修復機能にあてはめると、「それぞれの人が持つ回復させるための能力の高いかどうか」にあたるのが生体自体の持つ修復能力の高さ、「むしろ元気になるくらいの適度のストレスかどうか」にあたるのがホルミシス現象を起こす程度の放射線の線量かどうか、「回復させる時間がどの程度あるか」にあたるのが照射時間の長短、「回復させるための環境がどの程度整っているか」にあたるのが修復酵素が働くための温度を含めた環境が整っているかどうか、「以前に戦争を経験して回復させた実績があるか」にあたるのが低い線量を以前に照射されているかどうか、にあたります。

修復能力が高いのは、生体自体の持つ修復能力が高い（様々なデータを見ると人の細胞は高い傾向にある）、ホルミシス現象を起こす線量を照射されている、短い照射時間、修復酵素がより働くための温度を含めた環境が適切である、低い線量を以前に照射されている、などが、修復機能を高める要素になります。

なぜ、このような複雑な要素が、放射線による障害と生体の修復にあるかといえば、生物というのは様々なストレスを乗り越えて生きのびてきたわけであり、そのために障害を乗り越えるための多様な手段を持っているということです。ストレスの量に比例して細胞の障害があるというＬＮＴ仮説が、いかに生物のことをわかっていない単純な考え方であるかをおわかりいただくために、極めて細かい要素までのべてみました。

修復機能を高めるための要素は、放射線というストレスを乗り越えるために生体側をどのようにすればいいかという話になります。これは、放射線のみならず、生きていく上でどのようにストレスに対処するかのヒントになります。これに関しては、第４章と第５章で詳しくのべます。

人間に関しても、放射線の障害にそれらの要素が関わっているとのべた論文が、田ノ岡博士から発表されました（図２）。彼の論文によると、放射線のＬＥＴが高いか低いか、放射線を全身に照射したか局所に照射したかで、癌の発生する放射線の閾値が違うとのことでした。

癌が発生する放射線の閾値がないというＬＮＴ仮説が間違っているのは当然として、癌が発生する閾値に関しても、それらの複雑な要素が関わっている、ということ

図2

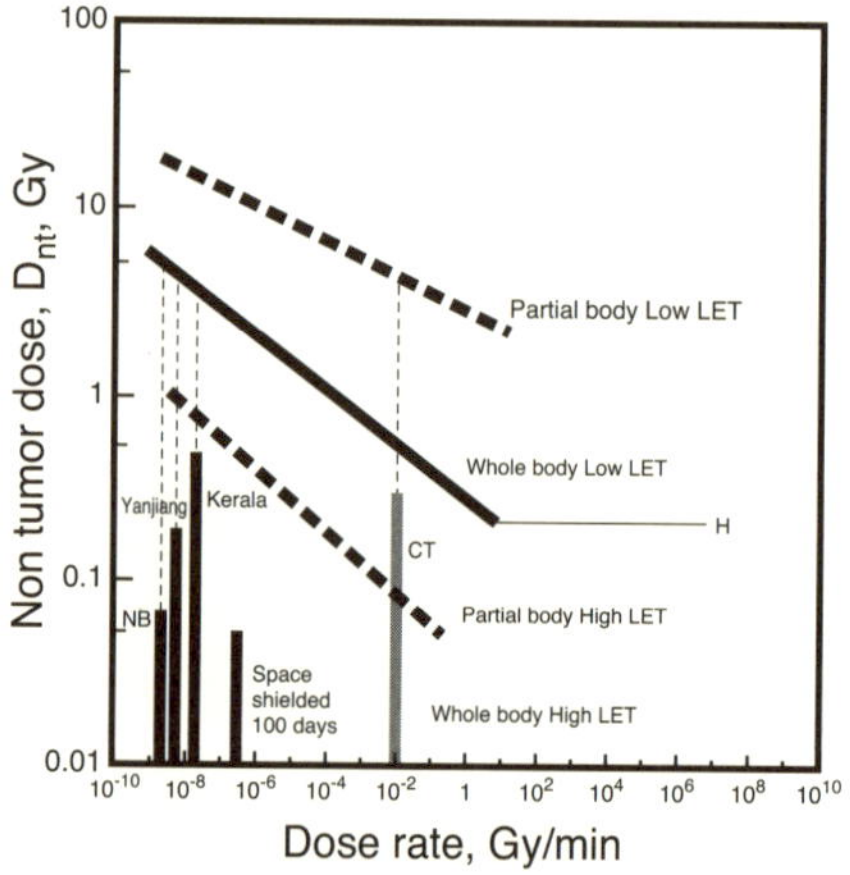


縦軸：癌を生じさせない放射線量をグレイの対数で表している。上に行くほど放射線照射をしても癌が生じにくいことになる。

横軸：1分あたり照射した放射線量をグレイであらわし対数にしたもの。右に行くほど時間あたり照射した放射線量が多い。

Partial body Low LET：低いLETにて体の一部に放射線を照射した人たちの群

Whole body Low LET：低いLETにて体全体に放射線を照射した人たちの群

Partial body High LET：高いLETにて体の一部に放射線を照射した人たちの群

Whole body High LET：高いLETにて体全体に放射線を照射した人たちの群

NB：地球上で浴びる一般的な放射線量を受けた人たちの群

Yanjiang, Kerala：中国の陽江県やインドのケララ地方のような高自然放射線地域で生活している人たちの群

Space shielded 100 days：宇宙船で6月間暮らした人たちの群

CT：CT検査で受ける一番高い放射線量を受けた人たちの群

これらの報告の結果、低いLETにて体の一部に放射線を照射した人たちが一番癌になりにくく、高いLETにて体全体に放射線を照射した人たちが一番癌になりやすいこと、これら4つの群すべてにおいて1分あたり照射した放射線量が多いほど癌になりやすいこと、高自然放射線地域で生活している人たち、宇宙船で6月間暮らした人たち、CT検査で受ける一番高い放射線量を受けた人たちは、高い放射線量を浴びたにもかかわらず、癌の発生が地球上で浴びる一般的な放射線量を受けた人たちに比べて決して高くはなくむしろ低いことがわかる。

とになります。癌の発生する閾値は、高ＬＥＴ全身照射＞高ＬＥＴ局所照射＞低ＬＥＴ全身照射＞低ＬＥＴ局所照射の順に高くなります。しかも、線量率が低いほど、すべての組み合わせで閾値が高くなります。つまり、高ＬＥＴ全身照射で線量率の高い放射線量が、人間に一番障害を起こすことになります。

このように、放射線障害による人間の癌の発生に関しても、ＬＮＴ仮説程度では全く通用せず、放射線自体の持つ様々な要素、それを修復する生体の様々な要素を考慮しないと、本当のことはわからないことがわかっていただけると思います。

## 放射線というストレスが人間の潜在能力を引き出す

放射線は、唯一の数値化できるストレスです。放射線障害に関する研究は、ストレスを生体がどのようにして乗り越えることができるかを、数値を見ながら詳細に研究ができる、唯一のものといっていいでしょう。つまり、ストレスがどのような影響を生体に与えるかを研究するのに、放射線は一番適しているといっていいのです。

一番大事なことは、人間は、進化の過程で様々なストレスを乗り越えてきており、そのためストレスを乗り越える能力が、遺伝的に備わっているということです。人間はストレスを乗り越える潜在的な能力を持っていますが、ストレスのないときはその機能は眠っており、その機能を揺り起こす有効な手段が、放射線を含めたストレスであるということです。

しかし、ある条件下でしか、ストレスによる生体の活性化、つまり放射線ホルミシスという現象が現れないことも事実です。それらの視点も含めて、第2章では放射線ホルミシスの医療における効用、第3章では他のストレスでもホルミシス現象はあるか、第4章と第5章ではそれらを総合して、ストレスを乗り越える能力、つまりホルミシス力がどのようにすれば高まるか、を考察したいと思います。

# 第2章

# 医療に役立つ放射線ホルミシス

## ラドン温泉による病気の治療

前の章で、放射線ホルミシスという現象がどのような経緯で発見され、証明されてきたか、それは人でも起こる現象なのか、なぜそのような現象が起こるのか、に関してのべました。

この章では一歩進んで、放射線ホルミシスが、様々な病気の治療に役立っていることをのべます。私は、それらの治療法を本や論文で研究するのみではなく、体験者の話を確認し、実際自身で体験してみました。その結果わかったことは、低線量の放射線がむしろ細胞を活性化するという放射線ホルミシスは、少なくとも病気の人々においては真実であり、症状の改善に役立っているということです。

放射線ホルミシスを利用した治療には、昔から行われてきたラドン温泉による様々な病気の治療、自然のものをとりよせて現地に行かなくても手軽にできるようにした治療、従来の放射線治療施設を利用した新しい照射法での治療、の３つに分かれます。それらの治療法の私も含めた体験談、もしあれば医学的な治療効果に関する報告、について順次のべます。まずはラドン温泉による病気の治療についてお話しします。

### ①リューマチなどによる骨関節炎の痛みに、ラドン温泉治療が有効である

リューマチによる関節の痛みにラドン温泉の治療が有効であることは、医学的にも証明されています。ドイツのバッドブランバッハにあるラドン温泉において、４週間のリハビリプログラムを用いて、研究が行われました。ラドン（1.3キロベクレル／リットル）吸入をしたグループと吸入をしなかったグループの間で、痛みの改善の程度を、無作為化比較試験を用いて検討しました。

無作為化比較試験とは、ランダムに患者さんを選び、吸入するのとしないのだけが、唯一条件の違う人たちの痛みを比較した研究です。医学的には、ラドン吸入が痛み

に効果的かどうかに関して、一番信頼性がおける方法といわれています。なお、放射線のベクレルという単位は放射線を発射する能力であり、1ベクレルとは毎秒1個の放射線粒子を放射する能力をいいます。1キロベクレルは1000ベクレルにあたります。

研究の結果、治療が終わって6か月後に確認すると、統計学的に有意の差で、ラドンを吸入したグループの人たちの痛みが改善していました。痛みを改善する効果は、治療12か月後も続いており、リューマチ治療のために投与していたステロイド、痛みどめの量を減らすことができました。これにより、リューマチの関節の痛みを、1年もの間、ラドン温泉による治療が改善したことがわかりました。

日本においても、鳥取県の三朝温泉で、岡山大学の山岡教授のグループが、同様の研究を行っています。彼らの研究報告の一部をご紹介します。

50歳から70歳の20名の骨関節炎の患者さんに、三朝温泉のラドン温泉の治療を受けてもらい、採血にてどのような変化が起こっているか調べました。その結果、抗酸化酵素の増加、過酸化脂質の減少、異常であった免疫反応の正常化、ベータエンドルフィン、ＡＣＴＨの増加が見られました。第1章でのべた、放射線ホルミシスで起こる酵素やホルモンの変化が、ラドンを吸入した患者さんでも確認されました。これらの体内での変化が、ラドン温泉による骨関節炎の痛みの改善に役立ったことが示唆されたのです。

秋田県の玉川温泉も国内有数のラドン温泉であり、多くの患者さんが一年中湯治につめかけています。リューマチの患者さんの体験談を簡単にご紹介します。

70歳の女性で、40代からリューマチに苦しんでいました。症状が厳しいときは、関節が固くて動けなかった彼女は、玉川温泉に春と秋に3週間、25年来通い続けて、今はだいぶ動けるようになったとのことです。

「以前は洋式トイレに入っても足が曲がらないため、ドアを閉めることができず、開けたままで用を足していました。それが今では膝が曲がるようになり、狭いドアを閉めても用を足すことができるようになりました。

太くて、ガチガチに固まって蟹のような恰好をしていた手も、入浴するたびに動かしたり、家で編み物をするうちに少しずつ動くようになり、最近では裁縫ができるまでに自在性を取り戻してきました。

リューマチのひどいときと比べれば、信じられないほど元気になった」

ラドン温泉が、リューマチの患者さんの症状改善に、大きな福音になっているのがよくわかります。

## ②喘息などの呼吸器疾患の治療に、ラドン温泉治療が有効である

前記の三朝温泉において、喘息の症状改善に、ラドン温泉治療が有効かどうかも研究されました。52名のステロイド依存性（ステロイドを飲まないと発作を起こす）の喘息患者さんをラドン温泉で治療したところ、呼吸機能が改善し、喘息をコントロールするためのステロイドを減らすことができました。

これらの患者さんでも同様に、抗酸化酵素の増加、過酸化脂質の減少が見られ、放射線ホルミシスが症状の改善に関与していることが示唆されました。

イタリアのグループも、温泉治療が、上気道の慢性の感染症に有用であることを報告しています。喘息は、ほとんどの原因がアレルギーであり、その免疫系の異常に対しても、放射線ホルミシスは有効なのです。

### ③ラジウム温泉治療の有効性が体験談で示唆されているその他の疾患

前記の玉川温泉は、強酸性のラジウム温泉で、多くの難病の方が通っています。現代医療では歯がたたず、医療から見捨てられて、最後の砦として玉川温泉に通われて症状が改善した、多くの患者さんの体験談が出版されています。その体験談によると、患者さんが苦しんでいる病気、たとえば様々なタイプの癌、リューマチ、糖尿病、アトピー、脳梗塞や不眠症などの神経疾患、の症状改善に、ラドン温泉治療の効果があることがわかってきました。

これは、福島県にある「やわらぎの湯」でも、上記と同じような疾患に効果がある、という体験談が数多くよせられています。特に、多くの末期癌の患者さんが、ラジウム温泉に通われています。末期癌なので、完治することは難しい面があるようですが、かなりの数の患者さんが、癌に付随する様々な症状が改善することを報告しています。

このような体験談を読むと、上記の疾患の患者さんはなぜ最初からラドン温泉に行かないか、とどうしても感じてしまいます。もちろん、お金や時間の問題もあるでしょう。しかし、やはり西洋医学が主流の現代では、医者から効果があまり認知されておらず、患者さんに情報が最初からはいってこない、というのも一因としてあるのではないでしょうか。

玉川温泉に長年関わっている看護師さんが、玉川温泉にはいる注意点として、興味深いことをいっていました。

「玉川温泉の入り方についてしっかり調べ、自分が医師のつもりで自己管理をしないとよくなるものもよくならない」

ほとんどの医師がすすめない以上、自分が医師代わりになるしかないのです。

放射線ホルミシスは、ストレスに対する生体の反応なので、個人によって反応が大きく違うのは容易に想像できます。その個人の反応を自分で適確に観察、判断して、どのような温泉治療を行うのがいいのか、微妙なさじ加減があるのではないかと思います。つまり、玉川温泉でいえば、源泉につかるのか岩盤浴にするのか、刺激の強度とそれに対する反応に応じて、温泉の種類や時間を調整する必要があるのでしょう。そこには、患者さんの体験談のみならず、医者も含めた医学的な解析が、今後必要なのではないかと感じています。

さらに重要なのが、温泉治療に取り組む気持ちです。長年、温泉治療を研究している安陪さん（国際禅協会日本本部主幹、温泉研究家）も「どんなに必死になって玉川温泉に入浴したり食事に気をつけても、病気への恐怖というストレスから解き放たれない人は病を克服できない。自分の生命力を信じて、病気のことを忘れて玉川温泉で闘うことが大事」とのべています。

精神的なこと、つまり前向きで明るく温泉治療することが、ラジウム温泉の放射線ホルミシスの治療効果を上げるのに大事であることがわかります。ラジウム温泉の治療は、様々な要素がからんだ、ある意味極めて人間的な治療であるといえるでしょう。

## 低線量放射線の効果を手軽に体験

上記のような温泉に行くのは、確かに効果的なのでしょうが、忙しい現代人には難しいことも多々あります。そのため、それらの方法を街中でも手軽にできるようにして、病気の症状の改善をはかる2つの方法を、以下にご紹介します。

## ①ラドン温湿浴

オーストリアのバドガシュタインという、世界的に有名なラドン温泉があります。日本からも、ツアー客がよく訪れる保養地です。最近、そのバドガシュタイン並みの放射線量のラドンを吸入できる部屋を人工的につくり、たとえ忙しい現代人でも簡単に通えるようにして、治療に役立てようという動きが出てきました。

その部屋では、ラドンを効率よく体の中にとりこむために、60％という高湿度になっており、温度も38度に保たれております。その部屋の中で、1時間横になって、湿気に吸着したラドンを吸うという治療法が、ラドン温湿浴です。横になるのは、ラドンが空気に比べて6、7倍の重さがあるため底の方に滞留するからです。

この治療法を長年続けてこられた水上治先生（健康増進クリニック院長）によると、バドガシュタイン並みの放射線量にしたせいか、予想以上の効果に驚いているとのことです。その部屋でラドン温湿浴を受けた患者さんの体験談によると、末期の悪性腫瘍が治癒したり、症状が改善したりといった、現代医療ではありえないくらいの効果を上げることがあるとのことです。

まだ始まったばかりなので、本当の解析はこれからになると思います。しかし、この治療のすばらしいことは、抗癌剤などのように、体が弱ることがないということです。むしろ、この治療により、どんどん体が元気になるということです。実際、水上先生は週に2回の頻度で、ラドン温湿浴を受けています。その結果、以前に比べて爪が2倍速くのびるようになったとか、不眠症がなくなり短い時間の睡眠で疲れがとれるようになったとか、効果を実感なさっているようです。


私もつい先日、このラドン温湿浴を、水上治先生のご指導のもと経験しました。ちょうどその日は、前日に深酒をしていたせいか、二日酔いで朝から大変体調が悪い状態で治療にのぞみました。治療にのぞむといっても、私は特に今のところ病気はないので、二日酔いの治療にのぞむ、ということになるのかもしれません。

部屋は高温であり、1時間の治療で相当汗をかくので、通常入る前に1リットルの水を飲みます。しかし、当日私は二日酔いで脱水状態だったので、２リットル近くの水を、部屋に入る前に飲みました。部屋の中にはいると、サウナのような熱さで、治療の途中から汗が止め処もなく出続けました。そのためか、治療が終わった瞬間のドアから入る涼風が心地よかったのを鮮明に覚えています。

その後の効果は、予想以上のものでした。まず、二日酔いで頭重感があったのが、すっきりして視野が広がったような感じがしました。その夜も、普段だとストレスに感じるようなことがありましたが、全くストレスを感じず、動揺しませんでした。そして翌朝、私にとっては少ない睡眠時間でも、熟睡したようにすっきりと目覚めました。これが、水上先生のおっしゃっていたラドン温湿浴の効果なのかと納得した次第です。

現時点では、ラドン温湿浴は、西洋医療で治療が困難な患者さんの、最後のよりどころのような立ち位置になっています。しかし、今後西洋医療と並行して行う補完医療として、ラドン温湿浴は極めて将来性のある治療であると私は実感しました。今後の展開を期待したいと思います。

## ②ホルミシスリンパマッサージ

まず、リンパマッサージについてのべます。リンパとは、体の老廃物を流すための下水道と考えてよいでしょう。その下水道は、血管などに比べると、流れが遅くつまりやすいのです。そのリンパがつまらないように、リンパの流れに重要である体の部位をマッサージして、体液の循環をよくするのがリンパマッサージです。リンパマッサージをすることで、手足の浮腫をとったり、また線維筋痛症の痛みの改善に役立ったということが、医学的に報告されています。

そのリンパマッサージを、放射線を含んだクリームを塗りながら行い、放射線ホルミシスも同時に効果に上乗せしようというのが、ホルミシスリンパマッサージになります。具体的にいいますと、ウラン238やトリウム232などの放射線を放出する天然鉱石を含んでいる『ＲＨクリーム』を使ってリンパマッサージを行います。上記の物質は主にアルファ線を放出します。アルファ線が皮膚のケラチノサイト（角化細胞）に作用して、ベータエンドルフィンやＡＣＴＨの産生を促し、ホルミシス現象を起こすのが、ホルミシスリンパマッサージが様々な症状の改善に効果的な理由であると考えられています。

放射線量は、アルファ線なので皮膚の基底層にある分裂細胞まで到達せず、つまり癌化の可能性はなく、全身でも約30ピコシーベルト（ピコは$10^{-12}$であり、マイクロシーベルトのさらに１００万分の１）、程度であり、障害を起こすことはまず考えられない放射線量であると推測されています。

それにしても、皮膚の細胞からも、放射線のストレスにより、ストレスを乗り越えるホルモンが分泌され、それが全身にいい効果を及ぼすのは、極めて興味深い現象であると私は思います。

このホルミシスリンパマッサージにより、様々な症状が改善するという体験談が多数よせられています。まず特筆すべきことは、痛みに対する改善効果です。リューマチ、線維筋痛症、頭痛、寝違え、肩こり、関節痛などの、様々な痛みが改善すると報告されています。先ほどのべたベータエンドルフィンやＡＣＴＨの産生が、痛みを改善するのに大きな役割を果たしているのではないかと私は推測しています。

また、皮膚を若返らせ、再生を促す作用があることを示す体験談も多数あります。褥瘡などの、血流が悪くて壊死を起こしたような状態の皮膚にクリームを塗ることで、赤みがかっていかにも血流のよさそうな皮膚が盛り上がってくるのを、実際私も患者さんで経験していますし、そういう報告もあります。私自身でも、ステロイドではなかなかよくならない、自分の難治性の湿疹に塗って、改善したのを経験しております。ホルミシス現象により、皮膚が若返り、新陳代謝が盛んになるためでしょう。

驚いたことに、ホルミシスリンパマッサージで、うつ病や認知症が改善したという体験談もあります。たとえば、認知症の患者さんたちが、施術を数か月することで、以前は誰なのかわからなかったのが今はわかるようになり、顔つきや目つきがイキイキするようになった、活動的になったというのです。

アルツハイマーのひとつの原因として、頭頸部のリンパの流れが悪くなることが報告されています。リンパマッサージで頭頸部のリンパの流れをよくすることは、認知症の改善にも役立つのではないかと推測されます。

うつ病の患者さんたちも、背中などの体幹部にクリームを塗り、リンパマッサージをすることで、薬が減り社会復帰ができるようになった、という体験談があります。体幹にクリームを塗りリンパマッサージを行うことで、脳の中で体幹に対応する大事な部分（おそらく自我）が活性化し、その結果脳全体が活性化するのではないか、と私は推測しています。

放射線ホルミシスというのは、いうなれば一発軽く殴って生体を目覚めさせる、病気に対する父親的なアプローチになります。アントニオ猪木が頬をぶつことで、若者に喜びが湧いてくるのと、ある意味同じです。それに加えて、リンパマッサージのような、体液の流れをよくして元気にするといった、母親的な身体に優しいアプローチを組み合わせることが、ホルミシスリンパマッサージが効果的なポイントでしょう。ホルミシスリンパマッサージを行うセラピストたちは、施術中の優しい声掛けなどをして、さらに効果が上がるように努力をしており、これらがあいまって、脳にまでいい影響を及ぼすことにつながるのではないかと、私は感じています。

## 低線量の放射による悪性疾患の治療

低線量の放射線を全身に照射することで、抗腫瘍効果があることがわかってきました。そのような現象は、古くは1915年から報告されており、マウスに低線量の放射線を照射することにより、移植された癌の生着率、増殖速度、転移が抑制されることがわかりました。1982年にも、50から250ミリグレイと、低線量の放射線照射で、同様のことが起こることがマウスを使って報告されています。

ただし、抗腫瘍効果は一過性のもので、照射後6時間から12時間の間にのみ認められる現象であることがわかってきました。つまり、このような放射線の抗腫瘍効果は、ある範囲の低線量と、ある一定の時間しか見られないことがわかりました。

この抗腫瘍効果の原因のひとつは、低線量の放射線照射により、免疫力が上がるためです。この効果を利用して、胸腺リンパ腫を高率に発症するマウスに１回１５０ミリグレイという低線量の放射線を、週に2回、40週間照射したところ、発症頻度が40％低下したことが報告されています。これらの低線量の放射線治療は、通常の治療に比べてほとんど副作用がないこと、放射線治療で心配される二次性発癌も報告がなく、かなり安全な治療といえるでしょう。

また、マウスの実験で、高い放射線治療（たとえば6グレイ以上）の12時間前に、１００ミリグレイの低線量をあてると、抗腫瘍効果が上がることが報告されています。これも私は、免疫系を低線量の放射線で前もって活性化しているので起こる現象ではないかと推測しています。少ないストレスを与えて元気にした状態であれば、大きなストレスでも耐えられるのです。

低線量の放射線が生体に対して抗癌作用があること、低線量の放射線をあてると、そのあと高線量を当てたときの癌への治療効果が上がること、の2点は、脳の活性化にも応用がきく面白い報告だと私は考えています。それに関しては、第4章と第5章でのべます。

以上のことを基にして、人間の癌に対しても低線量の放射線が使われるようになりました。

### ①悪性リンパ腫、白血病の治療

1987年に、低線量の放射線による人のリンパ腫の治療の、長期成績が解析されました。それによりますと、進行した低いグレードの非ホジキンリンパ腫に対しては、低線量の放射線は、他の治療に比べて、一番効果的な治療であることが報告されました。

それ以外にも、慢性リンパ性白血病にも、低線量の放射線を照射することが、効果的な治療であることがわかってきました。

## ②食道、咽頭癌の治療

東北大の放射線科で、１９７０~１９８０年代に、食道癌に対して低線量放射線の追加治療を行い、治療効果の改善が認められました。咽頭癌でも、低線量の放射線治療が、通常の放射線治療より成績がいいという報告があります。

低線量の放射線を全身に照射する治療法は、病院で行う治療のため、そのときどきの医者の裁量に任されており、なかなか先に進んでいないのが現状です。しかし、低線量の放射線を癌の治療に併用することは、副作用が少ないという利点も含めて、従来の治療を補強する補完的な治療として、今後さらに研究、推進すべき分野であると私は感じています。

## 限界のある西洋医療を補完するために

私は西洋医療を学び、それを30年間主に行ってきました。しかし最近、様々な患者さんの本音をお聞きし、民間の方々がおすすめするものを体験して、これらの治療は、西洋医療の欠点を補う、治療のいい補助になるのではないかと感じてきました。それが患者さんの治療にお役に立つのであれば、偏見をもたずに西洋医療の中でも使ってもいいのではないかと考え、私は本を出版してきました。

それらを経験する過程で、病気を治すアプローチには3種類あるということを考えるようになりました。ひとつは、もちろん西洋医療です。西洋医療の原理を一言でいえば、悪いものはその大元から根こそぎやっつける、足りないものは補う、といった、病気を直接的に治す治療です。直截な治療なので、病気の急性期には即効性のあることが多く、どのような原理で治療しているのかも明確なので、多くの人に受け入れられやすい治療です。しかし問題は、抗癌剤にも見られるように、その代償として正常の細胞も傷んでしまうこと、さらにいえば、直裁な治療なので一過性にはよくなりますが、病気の根本的な原因まで治す治療ではない、ということになります。

2つめの治療は、患者さんの免疫力を上げる治療です。これには、インターフェロンなどを使った西洋的なアプローチと、私が患者さんに初期治療からおすすめする、食品（にんにくの抽出物など）を使った東洋的なアプローチがあります。患者さんの体を元気にして免疫力を上げ、病気を治療しようとする方法であり、西洋治療の、付け入る余地のない厳格な父親的な治療に比べて、母親的なアプローチである、と私は考えています。

3つめの治療が、患者さん本来の持っている病気（ストレス）を乗り越える力を呼び覚ます治療です。この中に、ホルミシス現象を利用した治療がはいります。これは、元々生体が持っている潜在能力を刺激する治療なので、たとえば抗酸化酵素が50％も上がるという、はまれば極めて強力な反応が期待できます。

これもいわば父親的な治療ですが、病気を退治するような西洋医療と違い、愛情を持って一発叱って子供の反発力に期待するような治療です。これも西洋医療と違い、2番めの治療と同様、患者さんを元気にする治療です。もちろん、玉川温泉の項でものべたとおり、個人の反応が様々なので、状況に応じたさじ加減が必要で、細やかな対応が要求されます。しかし、明らかに限界のある西洋医療の補完医療として、今後大きな役割を果たしていくのではないかと私は信じています。

# 第3章

# ホルミシス現象は生体における一般的な法則

## 放射線だけではないホルミシス現象

放射線はストレスの一種です。放射線を生体にあてると、活性酸素が発生したり、直接染色体の障害をおこすため、その結果として生体にストレスを与えます。しかし、放射線量が少なければ、ストレスになるどころかむしろ生体を活性化する、というのが放射線によるホルミシス現象でした。

ところが、ホルミシス現象は、放射線というストレスのみならず、様々なストレスに対して起こる、一般的な現象であることが最近報告されるようになってきました。

これは、薬を考えてみればあたりまえのことです。どんな薬でも適量があり、それを過ぎると毒になります。逆に、どんな毒でも、少ない量であれば薬となることが往々にしてあります。たとえば猛毒で有名なトリカブトも、かつては薬として使われていた時期もありました。

様々なストレスが、生物が生きていく上で立ちはだかってきます。そのストレスを乗り越えないと、生物は次の世代に生命を引き継いでいけません。「花も嵐も踏み越えて」生きていくのが、生物の生きる道なのです。

ストレスを乗り越えるために、生物は様々な機能を発達させます。紫外線などに強い皮膚、活性酸素を掃除する酵素、毒となる金属（たとえば水銀、銅、セレン）に結合する蛋白、厳しい環境を逃れるために移動する能力など、あげればきりがありませんが、生物が発達させてきた様々な機能が、ストレスを乗り越えるための力となります。

ストレスを乗り越える能力が上がれば、少ないストレスであれば、むしろ細胞が活性化することになります。なぜかといえば、ストレスを乗り越えるために発達してきた多くの遺伝子が、普段は眠っているからです。適量のストレスがあると、それらの遺伝子にスイッチがはいり、生体が活性化することになります。

あらゆるホルミシス現象に共通することですが、これらの遺伝子は適度のストレスにより、30～60％という、普通の刺激では考えられないくらい強く活性化されるといわれています。惨めな思いをして発奮した人が、素晴らしい偉業を成し遂げるのと似ているかもしれません。


ホルミシス現象の例をあげます。たとえば、一酸化炭素は、高濃度であれば当然脳に障害を与えます。しかし、極低濃度であれば、脳梗塞などの低酸素時に、血管を拡張させて脳の代謝を維持する働きがある、つまり神経を保護する作用があることがわかってきました。一酸化炭素という、従来は脳に対する猛毒と考えられていたものが、脳の様々な疾患の治療に、将来的に使われる可能性が出てきたことは、科学の進歩といっていいでしょう。

これはほんの一例にすぎません。ホルミシス現象は、ストレスとそれに対する生体の反応という、生きている以上必ず遭遇する普遍的な問題に共通する、一般的な現象なのです。

## ホルミシス現象は人類の進化の源泉

地球上で一番進化して生物は、いうまでもなく人間です。その理由を「食べる」ということで考えてみます。

今、原発を存続させるかどうかを含めて、エネルギー問題が議論の的になっています。これはなにも今に始まったわけではなく、昔からある普遍的な問題です。大東亜戦争も、米国が日本への石油の輸出禁止を決めたところから始まった、いわばエネルギー問題で日本が追い込まれたことが原因といってもいいでしょう。

生物も、エネルギー源をどうするかが最大の問題になります。そのひとつが、食料をどう獲得するかです。食べることによりエネルギーを体の中に蓄えることが、生物が生きていく上での最大の課題である、といっても過言ではありません。食べものを獲得するために、生物は様々な能力を磨いているのです。

食べものを獲得するための重要な能力のひとつが、獲物がいれば捕まえるための移動能力です。移動するためには、運動をせねばなりません。運動をすることで、生体内に活性酸素を生じ、ホルミシス現象が生体内に起こります。運動をすることでホルミシス現象が起こり、その結果体が元気になっていきます。それにより、さらに移動能力が高まり、容易に食べ物を獲得できるようになります。エネルギー源を獲得するために移動する能力が発達していくように、生物の中に遺伝子として刷り込まれているのでしょう。

つまり、運動するということは、娯楽でもましてやそれでお金を獲得するものでもなく、エネルギー源を得るという根源的なものに付随した能力なのです。ただし、メッシのようなサッカーボールをもったときの移動能力が世界で一番高い人は、エネルギー源（この場合収入）も一番獲得できるというのは、生物の法則にのっとったものかもしれません。

ところが、エネルギー問題は、移動能力だけではなく、保存の問題があります。人間以外の動物は、冷蔵庫があるわけでもなく、食料を長期間保存することはまずできません。つまり、人間以外の動物は、慢性的に飢餓状態といっていいでしょう。その飢餓というストレスに対しても、生物の遺伝子は乗り越えていけるように備えています。軽い飢餓状態は、ホルミシス現象を起こすことで、様々な遺伝子にスイッチを入れて動物を元気にします。それにより元気になり、早く食べ物を見つける方向にもっていくのでしょう。

人間は、馬やチータのような動物に比べれば、決して移動能力に優れているとはいえません。そこで、人間は智慧を働かせ、集団で活動することで、食料を確保することを容易にしてきました。このような能力があるということは、馬やチータに比べて、人間は飢餓というストレスを乗り越える力がはるかに高いということになります。

つまり、飢餓というストレスで起こるホルミシス現象が、人間のストレスを乗り越える力(これを「ホルミシス力」とこの本では呼びますが)を、他の動物に比べて格段に向上させたのです。

これはなぜかといえば、これらの動物に比べて、人間は脳の機能が発達しているからです。智慧を働かせ、集団で活動する大元は、脳からきています。脳が、人間のホルミシス力が高い、そのために他の動物に比べて進化してきた源泉なのです。ホルミシス力が高く、食べ物の獲得にあくせくしなくなったことが、人間の文明、文化の発展に大きく貢献してきました。

しかし、その人間といえども、食事がコンスタントにできるわけではなく、歴史上も飢餓がなくなったのは、つい最近の先進国の一部の人たちだけになります。ところが、それらの先進国では、皮肉なことに飽食により、個人個人のホルミシス力は落ちています。それが糖尿病に結びついている可能性があるようです。

つまり、飢餓があれば、細胞がインシュリンに反応して血糖を細胞内にとりこんで、飢餓に備えようとする能力が上がります。しかし、飽食であれば、細胞が血糖を細胞に取り込む機能が下がります。飢餓というストレスがないので、細胞が怠けてしまうのです。そのため、ホルミシス現象を活性化することで、糖尿病を予防しようという治療法も今後展開されるようです。

地球は、様々なストレスに満ちています。放射線、紫外線、飢餓、暑さ寒さ、毒性のある金属などの様々なストレスを乗り越える力のある生物が、ダーウィンのいう生き残るための適者なのです。

そういう意味では、地球上で他の生物に比べて一番広範な地域に生存している人間が、一番ホルミシス現象を起こす力が強い、つまりホルミシス力が強いといっていいでしょう。そして、一番の適者である人間でさえ、適度のストレスがないとホルミシス力が弱るのも、生物としての法則なのです。

## ホルミシス現象の主役は脳の視床下部

ホルミシス現象は、生物の様々な能力を向上させます。たとえば、ホルミシス現象で性的な能力が上がることが、ハエの実験で報告されています。ハエを成虫になるころの早い時機に、1時間低酸素にしてストレスを与えます。1時間くらいの低酸素であれば、ハエは弱ることがなく、低いストレスを与えたことになります。

その後のハエの成虫がどうなるかというと、低酸素のストレスに強くなるのみならず、性的な能力や飛ぶ能力が上がるというのです。これらはやはり、低酸素のホルミシス現象による、抗酸化酵素などの増加が関与しているようです。

これらの生殖系に対するホルミシス現象は、放射線を使ったねずみの実験でも証明されています。今、日本で草食系男子が増えた理由は、戦争というストレスがないからだと私は思っています。それが証拠に、徴兵制のある韓国や実際戦争をしている米国の男優のほうが、日本の男優に比べて、一般的にセクシーで女性に人気があるような気がします。

温度の変化も、ホルミシス現象を起こします。ハエや線虫を使った実験で、温度変化を与えたほうが、ストレスに対抗する遺伝子が発現し、長生きすることがわかっています。ヒートショック蛋白という、ストレスを乗り越えるための蛋白の発現を温度変化が促すので、様々なストレスに強くなる可能性が指摘されています。

適度のストレスによるホルミシス現象は、食べること、生殖、温度などに関わっているようですが、これらに共通する身体の部位はどこでしょうか。それは、視床下部になります。視床下部は、食欲、性欲や、体温を一定に保つことなどに関わっています。視床下部は、自分の体を定常状態に保つ（ホメオスタシス）ために、中心的な役割を果たしています。性欲も関係しているということは、自分のみならず、子孫をつくって、自分の属する群れのホメオスタシスにも関わっているのでしょう。

上記のストレスは、ホメオスタシスを乱す刺激になります。たとえば、飢餓になるとエネルギー源がなくなり身体が弱るため、体を一定の状態に保つことが困難になります。軽い飢餓が視床下部を刺激し、そのため食欲が出ることで、食べ物を獲得しようという活力が出て、能力が上がります。ホルミシス現象は、実はストレスというホメオスタシスを乱す刺激が視床下部を活性化することで、そのストレスをコントロールして乗り越えホメオスタシスを保とうとする、視床下部が主役の現象といってもいいでしょう。

実際、ホルミシス現象に視床下部が関わっていることが、遺伝子レベルでも確認されています。若いオスのねずみを使った実験で、殺虫剤であるＤＤＴを少量使うと、ホルミシス現象が起こることがわかっています。そのときに、視床下部の遺伝子が変化しており、それがホルミシス現象につながると推測されています。また、適度の運動も、活性酸素を発生させることによりホルミシス現象を起こします。運動をすることで視床下部を刺激し、自律神経や、視床下部の下流にある下垂体、副腎を活性化することもわかってきました。

このように考えると、他の現象も説明がつきやすくなります。これは私の想像ですが、女性に生理があるのも、実はホルミシス現象と関係しているのではないかと考えています。つまり、いつもある程度の出血があることで、視床下部が循環を一定に保とうとするホルミシス力が上がるのではないかということです。女性は男性と違って、出産のときに大量の出血を起こす可能性があるわけですが、そのような強いストレスが起こっても循環を一定に保ち、子孫を残せるよう備えているのではないでしょうか。

そういう意味では、恋をする人たちが、周囲が邪魔するほど燃え上がるのを見ると、子孫を残すために必要な性欲も、ストレスにより活性化されるのではないかという気がします。

## ホルミシス力を高める刺激にはどういうものがあるか

前項で、ホルミシス現象は視床下部という、生きていくために極めて大事な部位に関わっていることをのべました。たとえストレスがあっても、視床下部がしっかりと働き、ストレスを乗り越えるためにホルミシス現象を起こし、ホメオスタシスを保てれば、ストレスに強いということになります。つまり、ストレスを乗り越える力=ホルミシス力の源泉は、身体の状態を安定させようとする視床下部にあることになります。

これを国にたとえると、政府に国民の生活を安定させるだけの能力がなければ、地震などのストレスで国民の生活が不安定になるのと同じでしょう。政府にその能力を持たせるには、選挙という洗礼がしばしば必要になります。同じように、ストレスによりホルミシス現象を起こすような刺激を入れて視床下部が活性化すれば、ストレスに強くなり、身体の状態が安定し、様々な病気に強くなるでしょう。

たとえば、軽度の飢餓が、ネズミをより長生きさせることがわかってきました。これは人間にもあてはまります。適度の飢餓状態、適度の運動、適度の知的活動を行うことで、人間にホルミシス現象が起こり、認知症予防に役立ちます。もちろん、過度のストレスであれば体に悪いことは、過度の飢餓でも当然そうですし、早死にする２大職業が運動選手と作家というのも、過度の運動と過度の知的活動が及ぼす結果なのでしょう。

食事に関しては、カロリー制限、もしくは間歇的な断食が、ホルミシス力を上げるのに効果的であると報告されています。特に断食は、脳神経を介して神経成長因子の分泌を促し、認知症の予防にいいということが、動物実験でわかってきました。ただし、カロリー制限には負の側面があり、持続的な断食よりは、間歇的な断食のほうが、アンチエイジングにはよりいいという報告もあります。なぜかといえば、断食と過食の繰り返しが、あまり食料がなかった時代が長く続いた、我々の先祖の食事パターンだったからだ、という説もあります。

また、どのような食品をとればホルミシス力が上がるかの研究も始まっています。たとえば、赤ワインからとれるケルセチン、レスベラトロールが、サーチュインタンパクを介してストレスに強くなる作用がある、と報告されています。にんにくの成分であるアリシンも、神経を成長させる因子の分泌を助けます。

飲酒や不飽和脂肪酸の分解で生じるアルデヒドも、少量であれば心臓の保護作用があります。地中海ダイエットという、赤ワインやオリーブオイルを多く摂取している人たちは心臓疾患や認知症が少ない、というのは、ここからきているのでしょう。

また、ウコンの成分のクルクミンも、ストレスからの細胞保護作用が報告されています。

また、運動は、視床下部を刺激してホルミシス力を上げるのみならず、神経成長因子や神経伝達物質の分泌を促し、それらが総合して脳機能を高めます。運動も、ただ平地を歩いたり走ったりするよりは、坂道を歩いたり走ったりするほうが、ホルミシス力が上がります。

さらに、脳に対する刺激のある環境が、ホルミシス力を上げるのに大事であることもわかってきています。環境を、単調なものでなくて自然に近い刺激のあるものにすると（環境エンリッチメント）、弱視のねずみの視力が改善したという報告があります。アルツハイマー病をおこしやすいねずみが、運動と環境エンリッチメントにより海馬の神経を再生することで、アルツハイマー病が改善したという報告もあります。

カソリック教会の神父などを対象とした研究においても、新聞を読むなどの知的な活動に関わっている人のほうが、アルツハイマー病になりにくいことがわかっています。外交的で神経質ではない性格が、一番認知症になりにくいと統計的にいわれています。脳は先ほどのべたように、人間のホルミシス力が高い主役なので、脳を活性化するものが、ホルミシス力を高めるのに大きな役割を果たします。

脳を使うことは、実は活性酸素を発生させ、軽いストレスになります。ストレスが引き金になり、脳は抗酸化酵素やストレスに対応し、神経を成長させる蛋白をつくり、より働くようになります。たとえば、ねずみを使った実験で、ねずみの脳を短い間、高温にしたり虚血にしたあとに脳梗塞をつくると、脳の損傷が減ります。つまり、脳に対する軽いストレスが、そのあとにくる強いストレスによる損傷を軽減させる作用があるのです。確かに、同じ脳梗塞でも、知的に高い人のほうが、症状が軽い印象を私は持っています。

温度変化も、ホルミシス力を高めます。80～90度のサウナに20分はいることで、筋肉、関節の痛みが改善されます。若い人においては、このような短時間の間、高温の部屋にはいることで、成長ホルモンの分泌がたかまることがわかっています。反対に、超低温もホルミシス現象を起こします。関節リューマチの患者さんに、マイナス１１０からマイナス１６０度の部屋に２分間の間、14日間続けてはいっていただくことで、血中のＡＣＴＨ、コルチゾール、ベータエンドルフィンが上がることが報告されています。つまり、温度変化が、ホルミシス現象に関わるホルモンを高めているのです。

超低温は、痴呆、パーキンソン病、うつ病の改善にも効果があります。このように、温度変化はホルミシス力を高め、病気の治療にも役立つようです。たとえば、ロシアの伝統的な健康法である、サウナのあとに冷水を浴びるのは、このような効果を経験的にわかっているからでしょう。

## ホルミシス力を高める工夫

ホルミシス力を高めるには、適度のストレスを与えるだけでは不十分です。ストレスのあとに、ストレスから回復するための反応を起こすのに十分な時間が必要です。飢餓にはそのあとに食事が、運動にはそのあとに休息が必要です。

脳も同様です。刺激だけでは疲れてしまいます。脳の休息にあたるのが、瞑想です。瞑想を行うことで、ベータエンドルフィンやCRH（コルチコトロピン放出ホルモン）の分泌が高まり、気分が前向きになるということもわかってきました。つまり、刺激のみならず、刺激を受けたあとの瞑想による刺激の遮断も、脳にとっていいことがわかります。

もっといえば、スピリチュアル（神秘的）な体験をしてそれを受け入れる気質を持っている人たちは、脳のセロトニン系が発達していると報告されています。そのセロトニン系の障害が、ねずみを使った実験で、加齢による脳の障害と関係していることが報告されています。脳への現実的な刺激と、現実から離れたスピリチュアル的な体験の繰り返しは、もしかしたら脳の機能維持に役立つのかもしれません。

ホルミシス力を高めるためには、ストレスによる刺激とそのあとの休息が必要なことが、従来の西洋医学と異なるところです。たとえば、抗癌剤は、効果的な濃度をできるだけ長期間続け、癌細胞をこれでもかこれでもかとへとへとに弱らせることがポイントでした。しかし、ホルミシス力を高めるには、ストレスを与える、休む、の繰り返しになります。これが、ホルミシス現象を利用した治療の特徴でしょう。

また、ホルミシス力を高めるには、年齢も大きな要素です。「鉄は熱いうちに打て」という諺どおり、若い人のほうが、ホルミシス現象が強いようです。ショウジョウバエを使った実験でも、若いほうが、ホルミシス現象の反応が強いと報告されています。

衛生仮説というのがあり、子供のころに細菌などに多く暴露されているほうが、アレルギー疾患になりにくいといわれています。若いころのストレスが、ホルミシス力を上げた一例でしょう。

最後に、ホスミシス力を上げるための手段として、放射線にて証明されているように、ストレスの量を調整することがあります。たとえば、弱いストレスを与えたあとに強いストレスを与えると、それを乗り越える力が強くなる現象があります。徐々にストレスを弱から強に上げることで、ホスミシス力を無理なく高める方法です。

しかし、最近逆のこともいわれるようになりました。それは、強いストレスを与えたあとに弱いストレスを与えると、よりストレスに強くなるといったものです。たとえば、不安神経症に対しても、現実よりははるかに弱いストレスであるバーチャルリアリティーで、実際その場面を体験する気にさせることで、現実に対する不安が取れていくといった治療法があります。実際に、不安神経症に対して、この治療法が効果的であることが確認されています。

つまり、ホルミシス力を高めるには、その人の置かれた状況に応じた適量のストレスを選ぶ必要があるということになります。その人が強いストレスで弱っている状態であれば、弱いストレスを与えることでホルミシス力が高まるであろうし、弱いストレスを乗り越えて自信をつけている状態であれば、より強いストレスがホルミシス力を高めるであろう、という法則がありそうです。

今までのべたホルミシス力を高める方法は、実は昔から経験的にわかっていました。ストレスが今より強かった昔は、そのような方法を行うことが、生きていくためには切実なことだったためでしょう。しかし、今はそれを、科学的に解析し、行う時代になりつつあると思います。

脳はホルミシス力の源泉である、とのべました。次章において、この章までの科学的な解析も含めて、ホルミシス力の源泉である脳を、ストレスに負けずにどのように活性化するか、それによりホルミシス力を高め、人生をより幸せに生きるにはどうするか、をのべたいと思います。

# 第4章

# 人生で一番大事な能力はホルミシス力である

## ホルミシス力を高める脳の使い方

ホルミシス現象は放射線のみならず、様々なストレスに対する生物の一般的な反応であることをのべてきました。生物というのは、ストレスがあったときに自分の生存が脅かされるわけです。それを乗り越え、自分が安心して生きていける状態に自分自身をもっていくことができないと、生物は長く生存することができません。

一番進化した生物である人間は、ストレスを乗り越える能力が高いから、地球全体に広がっていったわけです。その能力の源泉は、脳です。人間は、様々なストレスに対して脳を使い、智慧をしぼったり仲間と協力したりして、解決することができます。ストレスを乗り越える力を、前章では「ホルミシス力」と呼びました。人生を生きる上で、才能よりも学歴よりもお金よりも大事なのは、このホルミシス力だと私は感じています。

ホルミシス力が高いということは、ストレスを契機にして、脳がレベルアップするということです。進化の過程で脳の中に蓄積された膨大な潜在能力は、ほとんどが眠ったままです。ストレスがあってはじめて、その眠っていた能力にスイッチがはいります。そうすると、ストレスを乗り越える能力が、さらにレベルアップします。それが自信になり、逞しさになり、賢さにつながります。

しかし、一方ストレスは、万病の元です。同じストレスを受けても、何がこの違いを生むのでしょうか。私は、この違いは、個人個人の持つホルミシス力の違いであると考えています。ホルミシス力が強いと、ストレスを乗り越える能力が高いので、ストレスを乗り越えたあとにさらに脳が成長し、より強いストレスにも対処できるようになります。ホルミシス力が弱いと、ストレスを乗り越える能力が低いので、ストレスから逃げたり逆に切れたりすることで、病気になったり、社会的にうまくたちいかなくなります。

才能がいくらあっても、学歴がいくら高くても、お金がいくらあっても、ホルミシス力が弱いと、結局のところ人生はうまくいきません。

私が人生で一番大事だといった意味がここにあります。ホルミシス力は、自分の努力で高めることは可能です。では、この章では、どのようにして脳のホルミシス力を高めていくかをのべたいと思います。


まず、脳の使い方の段階別に、そのことをご説明します。脳とは、「情報を受動し、脳の中で加工し、それを基に能動的に反応する組織」、といってもいいでしょう。

たとえば、ニュートンを例にとってのべます。まず彼は、りんごが落ちるのを見て（＝受動）、なぜ落ちたか考え（＝加工）、万有引力の法則を見つけました（＝能動）。普通の人であれば、まず彼は、りんごが落ちるのを見て（＝受動）、うまく手に入らないかと考え、人のいないのを確認して（＝加工）、果樹園に侵入する（＝能動）かもしれません。つまり、同じ情報を得ても、その3段階で、人により脳は全く違う経路をとるのです。

その3段階において、それぞれホルミシス力を上げる方法があります。それを、実例を引用しながら解説します。厳しい勝負の世界である企業やスポーツ、そして時間の流れの中でホルミシス力の高低に関してすでに答えが出ている歴史上の人物から実例をひきます。それらの3つの世界は、一見違うようで、脳から見れば共通した原理で動いています。さらに、第3章までの、生物学的に見て明白になったホルミシスの法則が、脳のホルミシス力を上げるのに役立つかどうか検討してみます。

脳に関しては、動物脳、人間脳、自我というキーワードがあります。詳細は拙書を参照していただければ幸いですが、簡単に定義をのべます。

動物脳とは、医学的には大脳辺縁系という、大脳の真ん中下方にある組織です。その中には、扁桃体という、ストレスがあるとノルアドレナリンが分泌されて不安になったり、逆に攻撃的になったりする組織があります。また、報酬系という、食欲や性欲に関係して人に快感を与える組織があります。

人間脳とは、動物脳を取り囲んで存在する外側の大脳で、智慧を働かせたり、他人に共感する人間らしい脳の働きを持っています。

動物脳と人間脳の間に、自我があります。自我とは、脳の司令塔といってもよく、ひとつの重要な働きは、動物脳をコントロールしてパニックになったり暴発するのを防ぎ、たとえストレスがあっても人間脳が十分に働くようにする役割があります。つまり、ホルミシス力の源泉は、自我の領域といってもいいでしょう。自我の領域は、視床下部と近接しており、密接なつながりがあります。そのホルミシス力を高めるための方法を、受動、加工、能動の3つのステージで見ていきましょう。

なお、この第4章では、拙いながらもできるだけ私の経験を書かせていただきました。本の引用や伝聞のみでは空理空論になる恐れもあるので、平凡な人間ではありますが、私が今まで生きてきた中での実体験と照らし合わせることで、私が心の底から共感した部分を引用したのがわかっていただけると思います。

## 受動の段階：脳が情報を受けるときに大事なこと

### ①たとえ苦しくても、眼をそらさずにありのままを受け入れる。

ストレスの原因となっているものを、過大評価も過小評価もしないことです。これは当たり前のようで、大人になればなるほど、特に恐怖や不安で動物脳中心の回路ができると、難しくなるのです。

ホルミシス力が弱いと、すぐにパニックになったり暴発し、ストレスになっているものから眼をそらそうとします。その最たるものが認知症で、そのなかのひとつであるアルツハイマー病は、情報を正確に入れる中心である海馬や後部帯状回（自我の領域の受動の部分）から機能が落ちていきます。つまり、脳が、情報を正確に受動することから逃げるわけです。ストレスの原因を、不安のあまり過大評価しすぎるために起こる現象です。

たとえば、平安末期の富士川の戦いで、平家軍が、白鳥が飛び立ったのを源氏の軍隊と勘違いしてパニックに陥り、敗走したのと同じです。そのことに関する、いい例、悪い例をあげてみます。

**〈いい例〉**

正確な情報を、できるだけ早いタイミングで受動することが、ストレスを乗り越えられるかどうかを決める一番大事な鍵です。これができないと、ストレスは時間と共にどんどん肥大していき、自分が乗り越えられる適量を越えてしまいます。いい例として、建設機会社であるコマツの坂根元会長が行っていたコムトラックスというシステムをご紹介します。コムトラックスは、コマツの建築機械に標準装備されている装置です。坂根さんは以下のようにのべています。

このシステムには、衛星で居場所を特定できるGPS機能があるほか、エンジンコントローラーやポンプコントローラーから情報を集めることで、その機械が今どこにいて、稼働中か休止中か、燃料の残量はどのくらいかといった情報を取得し、通信機能を使ってコマツのセンターにデータを送ってくる仕組みになっています。

全世界から集まった情報を見ていると、たとえば「上海のお客さんがたくさんの建設機械を買ってくれているけど、すでに稼動している建設機械は内陸部のほうに移動しているな」とか「水害が起きたフロリダに、近隣州にあった建設機械が一斉に移動しつつあるな」とか、いろいろ興味深いことがわかるのです。

このシステムは、当初は建設機械の盗難を防ぐために開発されたものです。ひところ、盗難した建設機械を使ってＡＴＭを破壊する事件が頻発しました。このシステムを搭載することで、盗難されたことがわかれば、遠隔操作でエンジンにロックをかけることができます。

しかし、この詳細な情報システムは、それだけに利点がとどまりません。このデータを使って、建設機械の品質や耐久性の向上に関する貴重なデータを得ることができます。つまり、このデータを解析することで、どの部品が何時間で痛みやすいかわかれば、そこを優先的に改良すればいいわけです。コンピューターで常時チェックすることにより、部品交換、燃料補給を効率的にやることができます。また、ローンで払っている顧客が、建設機械の稼働率が悪いからローンを払えないといった場合、それが本当かどうかすぐにわかります。正確な情報を、直ちに得るシステムを持っていることで、全く違う次元の、質の向上が可能になります。

これは、我々の脳外科の手術でも同じです。私は、覚醒下手術という最先端手術に200例以上関わっています。なぜ覚醒下手術かといえば、患者さんの情報が、時々刻々正確に手にはいるからです。たとえば、全身麻酔の手術であれば、手術が終わって麻痺が悪くなるとか失語症が悪くなるとかが、しばしばありました。ありましたというより、覚醒下手術を行っていない多くの病院が、いまだにそうだと思います。ところが、覚醒下手術では、そういうことはほとんどありません。なぜかといえば、手術操作で麻痺が悪くなったり失語症が悪化した瞬間に、その情報が正確に手にはいるからです。なぜならば、患者さんが手術を受けている最中に、覚醒したまま症状をチェックしているからです。そこで手術をストップすれば、ほとんどの患者さんは回復します。これも、直ちに正確な情報を得ることが、患者さんの手術後の症状の悪化を防ぐ、つまり患者さんと医者のストレスを回避するために一番大事なことである、という好例になります。

**〔悪い例〕**

一言でいえば、大本営発表ということになります。米国は、大東亜戦争において、正確に日本軍の情報、戦闘の敗因などを分析し、それを次の戦いで改善していきました。日本人は、戦いの正確な情報を基にした、合理的な判断がほとんどありませんでした。最初は、日本人特有の厳しい訓練と精神力で勝っていましたが、次第に正確な情報を基に戦った米軍に負けだしたのは、残念ながら脳から見るとあたりまえといっていいでしょう。

福島の原発事故に関しても、同様の傾向が見られます。最近、福島の避難所で、故郷に帰りたいといいながらだんだん元気がなくなり亡くなられたご老人の話が新聞にのっていました。第1章でのべたとおり、健康にまず害がないと考えられる放射線量であるにもかかわらず、避難生活を住民に強いるのは、特に老人や子供にとって極めて残酷なことです。避難生活のストレスのほうが放射線の害よりもはるかに悪いことがわかっているにもかかわらず、このような措置がとられている理由のひとつは、放射線が人体に与える影響を科学的に正確に把握していないことでしょう。それと避難するストレスを比較すれば、おのずと結論が出る話です。

**②自分は弱いと思い、ストレスの原因を過少評価しない。**

前の章と逆の話になりますが、物事を観察し評価する段階では、自分のストレスとなっている原因を決して過少評価しないことです。人間は、調子がよくなり自分が強いと思いだすと、観察力や思考力が落ちます。これが、転落への第一歩になります。「おごる平家は久しからず」とは、まさしくこのことです。平家が全盛期を誇ったのは歴史から見るとほんの一瞬であり、全盛期の立役者である平清盛の晩年から、早くも坂道を転がるように滅亡に向かっていきました。それは、自分が強いと思い、周囲の敵を過小評価したのが最大の原因です。そのことに関する、いい例、悪い例をあげます。

**〈いい例〉**

野球の野村克也元監督が書いた、『弱者の兵法』という本があります。まさしくこの本は、プロ野球で壁にぶちあたり、自分が弱いと認めてから、プロとしてどう生きていくかの本です。野村元監督はこのようにのべています。

**そもそもプロに入ってくるレベルの選手であれば、天才以外は持っている素質に**

大きな差はないといっていい。とすれば、プロとして生きていくためにはまずは素質を開花させることが絶対条件だ。が、それだけでは不十分なのである。天才でない限り、一流にはなれない。素質に加え、「知力」を持てるかどうかが分かれ目になるのである。

私もやはり天才ではなかった。だから、素質を開花させるには練習しかないと思い、入団当時から人の倍やることを自分の方針にしていた。その甲斐あって一軍に上がり、四年目には三割、三十本塁打をマークすることができた。ところが、そこから突然打てなくなってしまった。その理由は、相手に研究され、マークが厳しくなったことにあった。しかし私は、「打てないのは練習が足りないからだ」と思い込み、よりいっそう練習したのだが、結果は変わらなかった。二割五分は打てるのだが、どうしてもそれを超えることができなかった。ホームランもガタッと減った。

「これ以上、技術力を伸ばすのは不可能だ」私は悟った。技術的な限界に突き当たったのである。だが、だからといって手をこまねいていては、せっかくつかんだレギュラーポジションを奪われてしまう。

「打率を五分上げるにはどうすればいいか」私は考えた。その答えがデータを活用することだった。すなわち、相手バッテリーの配球やクセを研究し、分析することで狙い球を絞り、残りの五分を埋めたのだ。技術的な限界にぶつかれば、残るは「知力」を使うしかない。素質に知力をプラスできるかがプロとしてやっていけるかどうかの分かれ目となるのである。人との「差」を認め、それを克服すべく頭を振り絞ることができて、はじめてプロとして生き残っていくことができる。

野村元監督は、まず自分が天才ではないと認め、天才との差を埋めるために何をするかを考えました。その結論が、相手バッテリーを研究、解析することでした。

自分が弱いと思うことで、相手を必死に研究する気持ちが出てきます。自分が弱いと思い、ストレスを過少評価しないことで、正確かつ有益な情報が手にはいるのです。

〈悪い例〉

司馬遼太郎さんの、『日露戦争の世界史的意義』というエッセーがあります。そのエッセーで司馬さんはこのようにのべています。

大山、児玉という人たちの感覚を説明する材料は無数にありますけれど、やはり一つは、自分の国家がひよわであることを徹底的に認識して、それを常に戦略と政略の基礎としていたということです。そしてもう一つ、国家に対する責任感がありました。つまり当時の日本は自分たちがつくったんですからね。

～中略～

おれはひよわいんだというところから出てきた外交というものは本物ですね。弱者の知恵というものに、強者はかないませんよ。弱者というのは臆病で、常に危機感があって、そして綱渡りのように、一歩踏みはずしたら奈落だという恐怖心を持っておりますから、この恐怖心というものが知恵を生むわけで、当時の外交家に、特にすぐれた人物がいたわけじゃないんです。

～中略～

昭和初年に日本の政界人たちに尊敬されておった女性評論家がおりましてね。～中略～日本はどうなるんだろうと質問すると「滅びるでしょう」と彼女は予言したわけです。まだ満州事変も始まっていない、昭和二、三年の話です。それで一同はシュンとなっちゃった。で、その理由を聞くと、陸軍の軍人がよくない、彼らは国際的な感覚を少しも持っていない、夜郎自大である、日本のみを強いと思っている非常に不思議な存在である、本来軍人は愛国的な存在で、ヨーロッパの軍人もまた同じく自国の軍隊は強いと信じておるけれども、しかし比較検討する場を持っておる。


野村元監督ののべたのと同様に、これは単に、自分を弱いか強いかと思うだけでこうも違う、という好例になります。これは企業でも全く同じです。創業者が自分の会社が弱いと思い、自分の会社に責任を持って育て大きくしたあとに、それを知らない人たちが自分の会社は強いと思い出したところから、大企業病という転落が始まります。

ソニーにその例を見ることができます。ソニーで22年働き、様々なヒット商品をだした辻野晃一郎さんが書いた『グーグルで必要なことは、みんなソニーが教えてくれた』という本があります。そこで彼はこのようにのべています。

スゴ録で、約束どおり、当時やられっぱなしだった新たな録画機市場で一矢報いることに成功したとき、快進撃ともいえる発売初週の売り上げを、当時あるトップマネージメントに報告しに行った。「よくやった」という言葉を期待していた。しかし、報告書を見て、面と向かって彼が言い放った言葉は今でも忘れることが出来ない。「まあ、ソニーだからなあ。出せば売れるんだよ」

~中略~

ソニーブランドの価値は、創業者の井深さんや盛田さんを始め、創業世代の多くの先輩達が築き上げてきたものだ。名もない町工場からスタートして世界に冠たるソニーのブランドバリューを築き上げる努力が並大抵のものでなかったことは、ソニー社員ならば誰もが知っている。その後、そのブランドバリューにただぶら下がり、食い潰すだけの人たちが増えた結果がソニーショックを引き起こしたのだ。こういう連中が偉そうな顔をしてふんぞり返り、過去の栄光にすがって何もしないからソニーがどんどん駄目になっていくんだ、という憤りを抑え切れなかった。

最初にのべたように、個人も企業も国も、脳から見れば全く同じことが起こっています。問題は動物脳なのです。動物脳は、調子よくなるとすぐにさぼったり、傲慢になるという傾向があります。動物脳は、長期的な視点が弱いのです。このような脳の原理で、個人も企業も国も、栄枯盛衰を繰り返しているわけです。

## 加工の段階：脳が情報を加工するときに大事なこと

前項のように正確に受動した情報を、加工して、自分のホルミシス力の範囲におさまるように、つまりストレスを自分にとって適量に加工するのが鍵です。情報を受動してストレスを等身大で受け取ると、通常は、自分のホルミシス力の適量よりストレスのほうが大きいのではないか、と感じることが多いと思います。そうすると、動物脳が刺激されすぎてパニックになったり暴発したりし、脳の働きが鈍ります。

そこで、ストレスを適量に加工して、ストレスを乗り越えるための、適切な脳の部位を使えるようにする必要があります。

たとえば卑近な例をいいますと、厳冬の時期に外に出て、寒風が吹きすさんでいるときに、「心頭滅却すれば火もまた涼し」のようなポジティブシンキングで、「風が暖かくて気持ちいいなあ」と思おうとしても、目の前の現実を見ると、普通の人は心から納得するのが難しいと思います。かといって寒い寒いでは、ますますつらくなるだけです。

しかし、風が涼しくて爽やかだなあ、と思うのはさほど難しいことではありません。それは、「寒風」という大きなストレスを、「涼風」という適量のストレスにもっていき、「爽やか」と思うことで元気になるようにしているわけです。もっといえば、冬の体育館でスポーツをして汗をかいたあと外の寒風に当たったとき、「爽やかな風だな」と感じるはずです。身体や心が燃えていると、ストレスはむしろ心地よくなるのです。

これは一例ですが、ストレスを適量にして自分が元気になる＝ホルミシス力を上げる、方法について、６つのステップに分けてのべたいと思います。６つのステップはこのようになります。①自分のホルミシス力を信じる、②優れた脳の使い方をベースにしながら、自由である、③自分の得意な脳の使い方を徹底的に使って、ストレスを乗り越える、④自分の頭で考えて気づく、⑤動物脳をコントロールし、脳全体が同じ方向を向く、⑥ストレスのたびに志をレベルアップして、不屈になる。

これら6つのステップのいい例、悪い例をあげながら、詳しく説明していきます。これらのステップに気をつけることにより、脳があまり無理なく自然に、ホルミシス力を上げる方向に向かうでしょう。

**①自分のホルミシス力を信じる＝前向きである。**

様々な癌の患者さんに、西洋医療と統合医療を用いて治療してきた水上治先生は、癌治療で結果のいい人は前向きの人である、とのべています。癌の患者さんたちが、よく治療に訪れる玉川温泉を研究している安陪さんも、前向きの人にこの温泉の効果が高い、とのべています。

人間というのは、ストレスを乗り越える遺伝子をたくさん持っていますが、普段は眠っています。その遺伝子に、ストレスがあることでスイッチがはいることを、ホルミシス現象と呼びました。ストレスによりできるだけ多くの遺伝子にスイッチを入れるために一番いい方法は、自分を信じることです。自分にそのような遺伝子があることを信じることです。それは、ポジティブシンキングといった、無理やり自分をある方向にもっていくのではありません。

ホルミシス現象というのは科学的な事実です。自分の中に、その科学的な事実の結果があることを信じるということです。人間が生物で一番進化してきた以上、ホルミシス現象に関わる遺伝子は、どんな人にも遺伝的に備わっています。それらの遺伝子が、危機に際して働くことを信じる静かな自信といってもいいかもしれません。信じない理由は、ストレスで冷静さを失い、パニックになっているからです。

いい例、悪い例をのべます。

**〈いい例〉**

電力の鬼といわれた松永安左エ門が、収賄事件で未決囚として刑務所に収監されたことがありました。そのときに、上司の福沢桃介が面会に行った場面があります。

袖も丈も短すぎる筒袖の獄衣をつけ、数週間ヒゲも剃らないため、日頃の伊達男も見るからに哀れな姿だ。そのことは桃介も予期していて、別におどろきもしなかったが、意外だったのはその元気のよさだった。ロクなものも食べていないはずなのに、一向に痩せてもいない。特に精気はつらつとしているのは、その眼だった。なにか青白く射るような光芒があって、人間というより獣くさい感じをあたえる。

「おや、元気そうじゃないか!」

見舞いのことばを用意していたのに、まず口に出たのはそういうことばだった。

「はあ」

安左エ門は微笑した。未決囚の陰惨な影はどこにもない。

「おどろいたよ」

「どうして?」

「だって、何週間も牢屋につながれたのに、前以上に元気そうにしているんだもの」

「当たり前でしょう。私は何もわるいことをしていないんです。罪の意識がない以上、くよくよと思い悩むことはないわけだ」

「しかし、自由は拘束されるし、飯もまずいだろうに」

「それはそうですよ。しかし、厄介な訪問客はこないし、労役はしなくていいし、じっくりと考える時間があっておもわぬひろいものでした」

「あきれたな。牢に入れられてよろこぶ奴があるものか」

「しかし、悲観したり、怒ったりしたってはじまらぬでしょう。私はここにはいっている間を、天与の休暇だと考えることにしたんです。そういうふうに心の向け方を変えてみると、ここもまんざらわるいところではー」

「わかった、わかった。牢獄礼賛はそれくらいにしてくれ」

「いや。もうちょっと聞いて下さい。じつは、ここで新しい事業計画ができたんです」


松永安左エ門は、人物をつくるには「病気、投獄、失職」のどれかが必要だとのべています。たとえ牢獄にはいっていても、そこのプラスの意義を認め、飛躍のきっかけにする、彼の強烈といってもいい前向きの姿勢が、戦後の混乱期に、国家権力から独立した電力会社をつくりあげた原動力になったのでしょう。

**〈悪い例〉**

集団でパニックになり、失わなくてもいい命が失った悪例に、チェルノブイリ原発事故があります。

チェルノブイリ原発事故後、「奇形児が生まれる」というパニックのような状態になりました。そしてその影響で、たった年間0.6ミリシーベルト放射線量が増加したギリシャで数千件、ヨーロッパ全土では十万人以上、堕胎により死ななくてよい赤ちゃんの命が失われました。

しかし一方、ハンガリーのような素晴らしい国もあります。ここはICRPの勧告に従い「100ミリシーベルト以下では堕胎の必要なし」と国がしっかりと国民を指導し落ち着かせました。これによりハンガリーでは子供たちの命が失われずに済みました。世界でもまれな立派な例だと思います。

チェルノブイリの教訓は、放射線にいたずらにパニックになるのではなく、科学的で正確な知識を持つことが大事であるということです。厳しいストレスがあっても、前向きであれば、科学的で正確な知識に基づいて、その時点でも最善の選択肢をとることができます。パニックになるのは、動物が泡を食って逃げるようなもので、人間脳が働かなくなります。不正確な知識による判断で、故郷を失い、仕事を失った人たちのストレスが、周辺国の事故後の平均寿命を、10年近く縮めました。

## ②優れた脳の使い方をベースにしながら、自由である。

脳というのは、優れた使い方と、自由の組み合わせが理想的です。たとえば、武士道というのは、仁と義をベースにした、日本人に一番あっており、世界にも通用する優れた脳の使い方です。しかし、それをベースにして、なおかつ自由な発想をしたのが、幕末でいうと坂本竜馬であり、日露戦争の時代の指導者でした。そういう脳の使い方が、彼らを極めて優れた、魅力的な人物にしました。

優れた使い方だけで自由がなければ、徐々に戦前のような息苦しい社会になります。一方、自由だけではどうでしょうか。脳の自由を一番推し進めたのが米国です。たとえ銃で子供が何人死のうが、何よりも彼らが大事にしているのは、銃を持つ自由、自分で自分の身を守る自由です。他人の命を大切にするという、日本人にとっては最上位にくる考えよりも、自由のほうが上にきているのでしょう。優れた脳の使い方をもった人間が、自由であることのいい例、悪い例をのべます。

**〈いい例〉**

極めて優秀で志の高い起業家であり、日本人離れした自由人である、ホンダの創業者の本田宗一郎が、対談でこういうことをおっしゃっていました。

分別。大企業病。それもウチへくればなくなるだろうな。ウチではそれでは通らんもの。人が一番ラクに生きる方法は、心をそのまま出すことですよ。しゃれてみせたり、つくってみせたりする必要はない。ところが、自分の思っているのとちがうことを会社でやろうとすれば、これは負担になると思うな。ウチはそういうムリをしないですむ会社なんだ。ぼくなんかもね、若者と一緒にワッショイワッショイやっているのが好きなんスよ。性分なんだ。僕を偉いというヤツがいるけど、そいつはバカなんです。偉くもなんともない。

〜中略〜

若い者が自分の意見をどんどん出し合って勝手なことをやるのが一番いいんだ。

本田宗一郎は、自分の生き方に関する本もだしており、そこには、信用が一番大事、人に喜ばれることが大事、など、現場で人生を学んだ人間として、生きる道を説いています。そのような優れた脳の使い方があってはじめて、このような自由が生きるのでしょう。脳の自由がなければ、ホンダのような技術革新はおぼつかないことはいうまでもありません。

**〈悪い例〉**

人間にとって一番大事なことは、自由に脳を使うことが社会的に保障されていることです。終戦直後の並木路子の、「りんごの唄」というヒット曲の出だしはこういう歌詞です。

「赤いリンゴにくちびるよせて　だまってみている青い空」

この歌を聴いて、終戦後の何もない貧しい環境であるにもかかわらず、戦前、戦中にはなかったまぶしいまでの自由を、人々は感じたのではないかと思います。もちろん、戦後の教育に比べて、戦前、戦中の教育のほうが、まともな人間をつくっていたのは間違いないと思います。しかし、社会や国家が言論の自由をうばったことは、やはり大きな問題であると思います。

自由がなければ、脳が働かず、競争に負けます。戦前に比べて戦後日本の国力が伸びた大きな要因は、人々が自由になったということでしょう。脳を自由に使い、競争をするということは、ホルミシス力を上げる極めて大事な要素なのです。

## ③自分の得意な脳の使い方を徹底的に使って、ストレスを乗り越える。

前項でのべたのが自由であれば、この項でのべるのは得意な脳の使い方の話になります。先ほどのべた野村元監督は、他のプロ野球選手に比べておそらく左脳（物事を論理的に考える能力）が優れているので、それを生かして打撃成績、捕手としての能力を上げました。その得意な脳の使い方が、プロ野球選手として45歳までの長きにわたり第一線で働いた原動力になったと思われます。

つまり、野村元監督は自分の得意な左脳を徹底的に使い、スポーツという右脳（身体を使うときに働く）が主体の世界でも成功したのです。得意な脳の使い方を使ってストレスを乗り越えていくと、脳の使い方がレベルアップし、「得意」がまわりから見て「優れた」という段階に進みます。

一方、教育者は、右脳（人との絆を強くする能力）を使って若い人に影響力を与えるのが極めて大事です。いい例をのべます。

〈いい例〉

校内暴力で荒れていた伏見工業高校のラグビー部を日本一に育て上げた山口良治監督のエピソードです。

遠征先の名古屋でのことだった。休憩時間、清悟は一人パンをかじっていた。幼いころ、両親が離婚し、清悟の家は父子家庭だった。そのとき、これを食べろと、山口が大きな握り飯と弁当を差し出した。

～中略～

山口も幼いときに母を失った。清悟が自分と重なって思えた。山口が差し出した弁当を、清悟は素直に、「すいません」といって受け取った。
「つくってもろたというのが、もう無茶苦茶うれしくて。心の支えというたら大層なんですけど、その後、何度かラグビー辞めようかなというときに、そのことを想い出すと、続けられた。学校を辞めようかと思ったときも、思い出した。よっぽどうれしかったんだと、はい、今思いますわ」

山口先生はラグビー全日本チームのレギュラーでしたが、思うところがあり、まだ31歳と若いときに、伏見工業高校ラグビー部の監督になりました。現役ばりばりの全日本のラガーマンであるにもかかわらず、伏見工業高校はツッパリ生徒が多いせいか、尊敬するどころかほとんど誰も山口先生のいうことを聞いてはくれませんでした。しかしある日、ラグビーの強豪である花園高校との対戦で、１１２対０と伏見工業高校が大敗したときに、今まで俺は「元日本代表の教師」と思いあがって何をしていたんだろう、子供たちに申し訳ないことをした、とはじめて子供らに歩み寄ったところから、伏見工業は再生していきます。

前記の山本清悟さんも、京都一のワルといわれて入学したのですが、今は立ち直って教師をしているそうです。教育とは、右脳的な、つまり人間どおしの強い絆を築くことが、生徒を大きく変えていくわけです。教育者は、理屈より何より、まずそこが基本にあるべきだと私は感じています。

**〈悪い例〉**

その右脳的な、人間どうしの絆を重視するのが、日本の大きな特徴でした。教育という人を育てる場面では、その脳の使い方は強い力を発揮します。ところが、戦争という左脳的な質を問われる場面では、人間の絆を重視しすぎることは問題になります。

大東亜戦争においてはいたるところにそういう場面がありました。特に、2万人以上の戦死者をだした悪名高いインパール作戦において、象徴的な場面があります。以下の引用は、インパール作戦の失敗が明白になったときに、責任者である河辺方面軍司令官と、作戦を主導した牟田口軍司令官とが会ったとき、なぜ作戦を中止できなかったかに関する引用です。

河辺は第十五軍の戦闘司令所に牟田口を訪れた。すでに作戦中止は不可避であった。にもかかわらず、両者とも「中止」を口には出さなかった。牟田口によれば「私の顔色で察してもらいたかった」といい、河辺も牟田口が口に出さない以上、中止の命令を下さなかった。

～中略～

第十五軍の攻勢継続を命じた。河辺は牟田口の自殺を恐れたので、あえて攻勢を命じて彼の気分を引き立てたのであるという。

心の底では両者とも作戦を中止したいのですが、お互いを傷つけまいと思う気持ちが、正常な判断を狂わせたのがよくわかります。彼らの友情の発露が作戦の中止を遅らせ、失わなくてもいい多くの部下たちの死につながったのです。

戦争という厳しい闘争の場面では、どうしても左脳的な合理性が最優先されます。野村元監督の左脳的な合理性も、野球を戦いと考えれば、成功するために極めて有用な脳の使い方であったかがわかります。自分が置かれた状況に応じて、使うべき脳の場所があるのです。

**④自分の頭で考えて気づく。**

大リーグに去年（２０１２年）はじめて挑戦したダルビッシュ投手が、新しい環境でコントロールが定まらず、不振に陥っていたときがありました。そのとき彼は、自分の投球フォームを見ていてあることに気づいたのです。それは、投球するときの、軸足の膝の位置が曲がっていることでした。日本のグランドと違って固い大リーグのグランドでは、その膝の位置が投球の不安定要因になっていることに気づいたダルビッシュは、その位置を微調整することで立ち直りました。

自分の頭で考え、自分で気づくことは、脳全体を使うので、教えられたこととと違って、一生忘れることはありません。しっかりした回路になるわけです。

新しい技術を使って製品を出すには、多くの技術的な壁があります。そのストレスを乗り越えるには多くの気づき、つまり自分の頭で考えないと乗り越えていくことはできません。

私事になりますが、我々の病院が覚醒下手術を積極的にやっている理由は、手術後に患者さんの症状を悪くしたくないということにつきます。その原点となったのが米国への留学でした。それまでずっと脳外科医をやっており、多くの症例をこなして腕を上げたいという、脳外科医なら誰でも持っている考えに染まっていた私が、研究者という一般人になって感じたことが、実は患者さんは逆である、できるだけ医療を受けたくないという当たり前のことでした。

そうすると、できるだけ病院に来ないような生活習慣をつける、それでも運悪く病気になるのであれば、できるだけ症状を悪くしない治療をするということでした。それを実行するには、まず脳の健康を保つための本を私が書いて、できるだけ多くの人に実行していただき、病気を予防できるように啓蒙することでした。

しかし、それでもうまくいかなくて手術が必要であれば、覚醒下手術のような、できるだけ安全に手術ができるものを開発することでした。私の、人間として当たり前の気づきが、その後の方向性を決めたのです。

脳外科医は技術者ですが、新しい技術開発を積極的に行って、世界に冠たる企業だったソニーも、井深さんが創業したころは、そのような困難に挑戦して社会に役立とうという技術者魂がありました。いい例としてそのころの話を出します。

**〈いい例〉**

**「ソニーらしさ」や「ソニースピリット」は井深氏のDNAである。その井深氏の**

愛弟子で、開発・製造畑一筋だった大曽根幸三氏に「ソニーらしさ」や「ソニースピリット」とは何かを訪ねたことがある。

～中略～

とにかく毎日が新しいものを考えているだけでしたよ。新しい製品や技術を考えることは、技術屋には面白いですから、寝ずにでもやっちゃうくらいでしたよ。それでやっと完成しても、（井深氏から）「もうちょっと、音質がよくなるといいんだがな」といわれると、またそれをやるわけです。

～中略～

井深氏から突きつけられる無理難題に困ったといいながらも、実に楽しそうに回想した。いや、井深氏から無理難題を押し付けられること自体が嬉しそうにみえた。それもこれも井深氏がエンジニアの心をしっかりつかまえ、彼らもまた井深氏が持つ技術に対する深い洞察力を尊敬し、懐の深い人間性に惹かれていく中で揺るぎのない「絆」が生まれていたのだろう。

その結果、井深氏の周囲には彼を慕う有能な技術者集団が、あたかも衛星群のように集まってきたのである。そして彼らは「ソニーの技術」の源泉になっていく。

自分の頭を使って必死で考え、その結果「気づき」があることでストレスを乗り越えると、人間の脳は確実にレベルアップしていきます。特に、技術で世界を変えようという、ソニーの志の高い技術者たちにとって、技術的な気づきを促し、その結果産まれた新しい技術を心の底から評価する、井深さんと一緒に働くことほど楽しいことはないのでしょう。

〈悪い例〉

プロ野球はほんの一握りの人しか成功しない厳しい世界です。そこで生き残るのはどういう人たちでしょうか。西武と中日を常勝軍団に育てた森繁和元コーチが、このようにのべています。

**若いうちに頂点を究めた者は、挫折したときに立ち直ってくることが難しい。壁にぶつかっても、ぶつかるたびに這いあがってくる選手が、本当のプロである。**

プロ野球には、チームの中で、4番でエースといった才能のある人たちが、毎年集まってきます。その中で生き残る人は、どのような人でしょうか。彼にいわせると、自分の力を正確に把握し、どのようにすればプロで飯を食っていけるか真剣に考え、それに向かってとりくんでいる人です。つまり、自分の置かれた状態に気づく、柔軟性のある人です。

若いうちに頂点を究めると、往々にして慢心があったり、過去の栄光と比較して意欲が低下したりします。その結果、自分が厳しい現状に置かれていることがわかっていても、必死で何が足りないか考え、その結果「気づき」をえて、現実に対して柔軟に対応する能力が落ちます。

人生とは残酷なもので、若いころの、才能が人より多少勝っている程度の僥倖は、決して長くは続きません。脳にとって一番肝心な、ホルミシス力が低下してしまうからです。

## ⑤動物脳をコントロールし、脳全体が同じ方向を向く。

ストレスに対しては、動物脳がすぐに反応をします。なぜならば、ストレスは自分の生命を脅かす敵と同じだからです。ストレスを乗り越えるために、動物脳から様々なホルモンが出て、一過性に元気になります。

過去の偉人たちは、ストレスによる悔しい気持ちをばねにして、レベルアップしてきました。しかし、彼らがレベルアップした理由は、動物脳が強いからではありません。彼らの特徴は、強い動物脳をコントロールし、そのエネルギーを利用して、脳全体を高い志に向かわせたことにあります。

幕末の志士はその典型でしょう。幕末の志士のほとんどは、若い下級武士でした。

彼らは、日本が欧米列強の植民地になるのではないかという危機感から、誰かに頼まれたわけでもなく自発的に、命をかけて日本を奔走しました。

今も人気の高い坂本竜馬が、薩長同盟が成り立つ直前、薩摩と長州の武士どうしが意地をはりあい、同盟の成立が危ぶまれたときに、どのような言葉を桂小五郎と西郷隆盛に発したか、をいい例としてのべます。

**〈いい例〉**

薩州は同じ勤王藩でありながらその遊泳がうまかったために白昼堂々と天下の公藩として天下の政事に参加し、朝廷にも幕府にも立場がいい、という意味である。一転、長州はどうか。

「天下に孤立している。朝敵の汚名を着、幕府の追討をうけ、白昼、路上を歩くこともできぬばかりか、藩の四境には幕軍が迫っている。この立場にある長州の側から、同盟の口火が切れるとおもうか。口火を切れば、もはや対等の同盟にあらず、おのずから乞食のごとく薩州に援助を哀願するようなものではないか」

できぬ、と桂はいった。

「もしそれをやれば、おれは長州藩の代表として、藩地にある同志を売ることになる」

「ば、ばかなっ」

竜馬は、すさまじい声でいった。

「まだその藩なるものの迷妄が醒めぬか。薩州がどうした、長州がなんじゃ。要は日本ではないか。小五郎」

と、竜馬はよびすてにした。

「われわれ土州人は血風惨雨。――」

とまで言って、竜馬は絶句した。死んだ同志たちのことを思って、涙が声を吹き消したのである。

「のなかをくぐって東西に奔走し、身命をかえりみなかった。それは土佐藩のためであったか、ちがうぞ」

ちがう、ということは桂も知っている。土佐系志士たちは母藩から何の保護もうけぬばかりかかえって迫害され、あるいは京の路上で死に、あるいは蛤御門、天王山、吉野山、野根山、高知城下の刑場で屍をさらしてきた。かれらが、薩長のような自藩意識で行動したのではないことは、天下が知っている。

「おれもそうだ」

と、竜馬はいった。

～中略～

桂の感情は果然硬化し、席をはらって帰国しようとした。薩摩側も、なお藩の対面と威厳のために黙している。

この段階で竜馬は西郷に、

「長州が可哀そうではないか」

と叫ぶようにいった。当夜の竜馬の発言は、ほとんどこのひとことしかない。

あとは、西郷を刺すように見つめたまま、沈黙したからである。

奇妙といっていい。
これで薩長連合は成立した。

坂本竜馬は、土佐藩の郷士という下級武士の出身です。薩摩や長州の武士と違い、藩の支えもなく、徒手空拳から出発して、日本を救おうとしました。薩摩と長州という、当時憎しみ合っていた藩の同盟ができたのは、「私」のない、つまり完全に動物脳をコントロールし、欧米列強による植民地化から日本を救いたいという、彼の命をかけた公の志と行動が、やはり大人物である西郷隆盛の心を動かしたからでしょう。

幕末の奇跡は、若い下級武士が、普段ストレスで悔しい思いをしながら、それを高い志に昇華させていったところから生まれた、といっても過言ではありません。

第1章から第3章まで、生物にはストレスになるとそれを乗り越える遺伝子があると繰り返しのべてきました。動物はストレスがあると、敵だと思い反発してエネルギーが出ますが、それは決して長続きはしません。満腹になり満足するとすぐに気力がうせるのです。しかし、人間は違います。動物と違って、人間脳があります。人間脳は、高い志があると、死ぬまでたえまなく向上しようと努力します。人間が生物の中で一番ホルミシス力が高い理由は、そこにあるのです。

**〔悪い例〕**

企業の不祥事のほとんどは、ストレスで過剰反応した動物脳に振り回されたことが招いた悪い例といっても過言ではありません。最近問題になったオリンパスの粉飾決算の問題も、バブル期に濡れ手に粟のような利益を得ようとして、本業以外に投資していたのがバブルの崩壊とともに損失をだし、歴代の社長が、自分の保身のために問題を先送りしようとした、つまり動物脳に最初から最後まで振り回されただけの話です。

動物は、敵が強ければ逃げるし、敵が弱ければ攻撃する、という習性を持っています。動物脳を使うと、その習性から逃れられません。ストレス（＝敵）に対して逃げの気持ちを持てば怖れるし、攻めの気持ちを持てば憎しみを持ちます。動物脳を使うと、恐れや憎しみの感情が増幅していくのは避けられないのです。その悪循環を断ち切るには、動物脳のそのような反応をコントロールする必要があります。

企業は、もちろん利益を出すことが至上命令ですが、利益だけ考えるという「私」の考え、つまり自分を守る動物脳を主体に働かせると、動物脳の悪循環にはいり、恐れや憎しみのような負の感情が次第に脳を支配するようになり、脳が働かなくなります。

今問題となっている体罰も同様の話です。体罰をすることで動物脳が刺激され、一過性には元気になるように見えますが、人間脳が働いていないため、長い眼で見て、いい選手になるのは困難です。体罰というストレスが、動物脳の悪循環をつくってしまい、脳全体が働くのを阻害しているのです。

それを避けるためには、公に役立つことで利益を得る、ということが本質的な解決法になります。企業の目的が動物脳に振り回され、利益を上げることが主体になっていくと、奇妙なことに利益が上がらなくなります。それはなぜかといえば、企業がストレスに弱くなる、つまりホルミシス力が低下するからです。そのような企業は、幹部の目が内側を向き、社内抗争に明け暮れ、ストレスを乗り越える力がなくなるという経過を例外なくたどり、その結果企業は消えていきます。脳の使い方を誤ると、それほど恐ろしい結果が待っているのです。

## ⑥ストレスのたびに志をレベルアップして不屈になる。

若いころ頂点を究めるとストレスに弱くなりがちであるように、若いころの苦難は人間を大きく成長させます。元経団連会長、第二臨調会長であった土光敏夫は、若いころ学校の受験に何度も失敗しました。彼の言葉です。

失敗は失敗ではなく、一つの道ゆき、経験だと考える。失敗してはいかんと思うと萎縮する。そうではなく、失敗してもいい、失敗してもそれを肥やしにして取り返す、前以上に盛り返すと考える。投げ出したらいかん。それが一番悪い。

いい例として、さきほど触れた電力の鬼　松永安左エ門のエピソードがあります。

〈いい例〉

松永が若いころ、石炭ブローカーをやっていた。明治三十七（1904）年二月、日露戦争が勃発した。戦争だから石炭はいくらでも売れる。一日五百円の儲けがあったので、それを元手に株をやったところ、たちどころに十万円になり、四十万円になった。いずれ総理大臣になろうという松永はこれを十倍の四百万円、今の金額にして二百億から三百億円にしようとして、ますます株につぎ込んだ。ところが翌年戦争が終わり、明治四十（1907）年一月の株の大暴落でスッテンテンになった。

三十三歳のときである。

このころは人生五十年と言われているころだから、三十三歳で挫折したらもう再起は難しい。死ぬまで十七年しかない。ところが松永はそうは考えなかった。

「あと十七年もある。ここで数年遊んでもよかろう」

神戸の灘の浜辺に小さな家を借りると、松永は猛烈に古典を読みだした。いったい自分は何のために生まれたのか。何のために実業家になったのか。人生の原理原則を根本的に問い直し、瞑想した。

そのときたどりついたのが、「自ら靖んじ、自ら献ずる」という『書経』の言葉である。求道を通して安心立命の境地に達し、自分の命を懸けることができる仕事を見いだしてこその人生だ。仕事が世のため人のためという目標を失ったら何の意味もない。その後、電力界をつくりあげていく松永の信念はそこにあったのだ。

松永安左エ門は、金持ちになり出世するという「私」の目的から、ストレスを契機にして高い志を持ち、社会貢献のために電力界をつくりあげるという「公」の方向に変わりました。戦中の動乱の中でただひとり筋を通したため、いったん引退を余儀なくされましたが、戦後、その姿勢を評価されて再び第一線に立ち、電力界で多くの改革をなしとげました。

ストレスを乗り越えるには、動物脳をコントロールすることだと前項でのべましたが、動物脳という「私」から離れるためには、「公」という、人間脳を一番働かせねばならないことに向かうのが、脳の理にかなっていると私は考えています。「公」に向かうことで、脳は自然に動物脳から離れることができ、結果的にコントロールできるからです。

**〈悪い例〉**

前項でのべましたが、動物脳が主体だと、ストレスがあればあるほど動物脳の回路が強化され、高い志から遠ざかります。ストレスを契機に脳がレベルダウンするのです。

これも多くの例がありますが、典型的なものをひとつあげると、アドルフ・アイヒマンになります。彼は、ナチスにおいてホロコーストを主導した人物として1962年にイスラエルで絞首刑を受けました。その裁判において世界中の人が驚いたのは、彼が拍子抜けするほど平凡な人物であるということです。家族思いでまじめであり、とても悪人には見えなかったそうですが、実際彼は裁判で「ただ仕事をまじめに遂行しただけである。戦争中であれば他に選択肢がなかった」と主張しています。

平凡な人間である彼が、命令を遂行するのに極めて有能であった理由は、彼の若いころの学校や仕事での挫折が影響しているようです。彼の挫折したことへのコンプレックスが、仕事で成功しようというモチベーションになったのでしょう。しかし、最大の問題は、仕事の内容を考えず、ただ命令を正確に遂行することに夢中になったということです。

これは、ストレスがあることにより動物脳の回路が強化された例です。ストレスの結果、志を持って自分や組織がどういう高み＝「公」に向かうのかということを考えるのではなく、ある組織の中で生き延び、出世することのみ考えるようになった例です。これは、アイヒマンひとりにとどまらず、組織の中でいたるところに見られる脳の使い方です。このような人間が組織の中で増えると、大きなストレスが組織に押し寄せたとき、個人のみならず組織が死に至る大きな原因になります。

ただし、脳の難しいところは、若いときに理不尽な目にあうことが、脳が発達するのに極めて大事であるということです。たとえば、司馬遼太郎さんが若いころに、理不尽な戦争に兵士としてかりだされたことが、彼の人生の原動力になったことは間違いありません。理不尽なことが、人間にとっては最大のストレスになります。その理不尽な目にあうことで、高い志を持ち偉大な人間になるのか、人生に蹉跌するのかの違いは、すごく難しい問題です。

その答えのひとつは、その人の育った環境、教育になるでしょう。その国や地域の持つ、生き方に関する文化が極めて大事だと思います。たとえば、松下幸之助さんが、企業の方向性を決めれば半分成功したようなものである、とおっしゃったことは、ストレスに対してどのように対処するかの根っこの企業文化をおっしゃったのではないかと私は感じます。つまり、企業がホルミシス力を高める文化を持っているか、ということに他なりません。

## 能動の段階：脳が情報に能動的に反応するときに大事なこと

### ①覚悟を決めて真摯に対応する。

鹿児島の言葉に「泣こかい跳ぼかい泣こよっかひっとべ」というのがあります。泣こうか跳ぼうか迷ったときには、泣くより跳べ、という意味です。幕末の薩摩武士団の目を見張るような結束と行動力は、この言葉を持つ地方の風土、文化から生まれたとしかいいようがありません。

それをさかのぼること368年前にも、同じことがありました。関が原の戦いで敗北をさとった島津義弘は、撤退するときにあろうことか、徳川家康の本陣に向かって敵中突破をしました。さらに、追討してくる徳川軍を「捨てがまり」という戦法で撃退します。「捨てがまり」というのは、数人が死兵（死を覚悟した兵）となって道に立ちふさがり、彼らが敵にあたり全滅したら、また同じ数人の死兵が戦うことを繰り返す、すさまじい戦法です。徳川家康が、関が原で負けた西軍についた島津の領地に手をつけなかったのは、島津の戦い方が家康の心胆を寒からしめたからでしょう。つまり、鹿児島の言葉が意味するところは、「覚悟を持って行動すれば物事は成就する」ということです。

吉田松陰の有名な言葉である「至誠にして動かざるものは未だこれ有らざるなり」も同様の意味です。これは、人物を見るときに、話す言葉よりも普段の行動に重きを置いて評価してきた日本人のＤＮＡであり、よき伝統といってもいいでしょう。

これに関するいい例、悪い例をのべます。

**〔いい例〕**

元心理学者であり、ビジネスの分野でいまだに大きな影響のあるドラッカー教授が、仕事をする人の重要な資質として「真摯さ」を上げています。

**真摯さは習得できない。仕事についたときに持っていなければ、あとで身につけることはできない。真摯さはごまかしがきかない。一緒に働けば、特に、部下にはその者が真摯であるかどうかは数週間でわかる。**

真摯な気持ちはずっと固定しているものではなく、仕事で磨かれると思います。私事になりますが、私の関わっている脳外科は、手術自体も難易度が高い上に、結果が悪いと重篤な問題が起こることが多く、実際私も何回か痛い目にあってきました。しかし、その痛い目にあうことで、真摯さや覚悟が磨かれた気がします。「患者さんに申し訳ないことをした」と思うストレスが、普段からの準備を細心にし、実際手術を行うときに甘さや妥協がなくなってきたという気がしています。仕事の持つ厳しいストレスが、いざ行動するときの覚悟や真摯さを向上させるのです。

**〔悪い例〕**

2011年の年末に、『坂の上の雲』という司馬遼太郎さんが原作のドラマを、NHKが放送していました。今まで私が見た中でも第一級のドラマだと感銘を受けましたが、そこで描かれていたのは、日本とロシアのリーダーたちの姿勢の違いでした。日本陸軍のリーダーである大山巌、児玉源太郎、乃木希典、日本海軍のリーダーである東郷平八郎らの持つ覚悟と、ロシア陸軍のリーダーであるクロパトキン、ロシア海軍のリーダーであるロジェストウェンスキーの覚悟の違いが、軍事力では日本より高いロシアを、敗戦に導いたのではないかというテーマでした。

たとえば、日本海海戦で砲弾が飛び交う旗艦の甲板で、戦いが終わるまでずっと同じ位置にたち続けた東郷、２０３高地の戦いで次男の保典が戦死したという報を受けた乃木が「それはよかった。ところで２０３高地はどうなった」といったエピソードを見ると、文字通り彼らが、命をかける覚悟でリーダーを務めていたことがわかります。

一方、クロパトキンは天王山である奉天の戦いでも、圧倒的に有利であったにもかかわらず、日本軍の秋山好古が率いる騎馬軍団が背後に回ったとたんに、撤退して勝機を失います。覚悟が弱いため、ちょっとしたストレスでパニックになる性格なのでしょう。

なぜ日本軍のリーダーたちの覚悟が強いかといえば、みんなもともと侍だったからです。侍は、何かやるときに命をかける度合いが、世界のどの国の人たちと比べても、きわだって高い特質があります。武士道を基にしたリーダーと、そうでないリーダーとの差が、日露戦争の帰趨を決めました。

戦争であれば当然リーダーの覚悟が必要でしょうが、今の平和な時代においても、あらゆる場面で戦いがあります。我々の仕事でも、このままほっておくと治療が困難になると判断すれば、たとえ症状がなくても、リスク覚悟で手術をおすすめすることがあります。第二次世界大戦の直前に、イギリスの首相のチェンバレンが、融和政策に固執してヒットラーの増長をゆるし、悲惨な戦争を招きました。そうならないように、本質を見すえて「肉を切らせて骨を断つ」といった覚悟を持って戦いをしなければならない場面は、どの人にも必ずあると思います。覚悟、真摯さがないため、悪を見てもできるだけ先送りをしようと見て見ぬ振りをしていることが、大きな事態の悪化を招くのです。

## ②ストレスを見下して肩の力を抜く。

前章の侍のように、常に死を覚悟して、いざ戦うときも平常心でいられるように子供のころから教育を受けていれば問題ないでしょうが、そのような教育を受けていない現代人は、いざ行動するときには、いくら頭ではわかっていても平常心ではいられません。

厳しい状況に追い込まれたり、どうしても成功させなければならない仕事にとりかかる前には、逃げ出したくなるのは多くの人が経験しているでしょう。これは、動物脳が仕事から受けるストレスを、強敵だと思うから起こる現象です。

それを少しでも軽減するには、行動する直前には強敵だと思わないことです。ストレスを見下して「この程度のことをわざわざ俺にやらせやがって」くらいの気概をもたないと、あまりまじめに考えすぎれば行動する前に足がすくんでしまいます。

これに関するいい例、悪い例をのべます。

**〈いい例〉**

プロ野球で生き残り活躍する選手は、ピンチやチャンスに強い選手です。上田武司さんという、Ｖ９時代の巨人を支え、スカウトとしても辣腕をふるった方が、ここ一番でいい働きをするにはプラス思考が大事だとのべています。

巨人と西武で中継ぎを抑えで活躍した鹿取義隆に、ピンチの場面に登板したときのピッチャーの心構えを聞いたことがありました。答えは強気そのもので得意球のひとつ、シンカーを投げておけば「絶対、打たれない」と信じてマウンドに立ったといっていました。そして、「打たれるかもしれない」と思ってはだめだとも。

動物脳をおじけさせないことが、実際に行動するときは大事です。準備をするときは、最悪の事態まで想定する謙虚さが必要ですが、行動するときは、相手を見下す傲慢さ、ふてぶてしさがリラックスを生み、結果につながります。

〈悪い例〉

ストレスにおびえて肩に力がはいり、自分の力が発揮できないことは、誰にでもあります。特に、急にレベルの高い集団にはいり、自信を失ったときはなおさらです。私も、年をとればとるほど責任が重くなるせいか、手術のプレッシャーは若いときよりも増している気がします。特に、患者さんに絶対よくなってほしいと真摯な気持ちが強くなればなるほど、手術前に逃げ出したくなるような気持ちになることも事実です。思い入れが強いほど肩に力がはいり、冷静な判断ができなくなります。それを防ぐにはどのようにすればいいのでしょうか。

ひとつの解決策として、心の支えになることを含めたルーチーンワークがあります。昔テニスの名プレーヤーだったイワン・レンドルが、サービスを打つ前に必ず同じ動作を繰り返して、緊張をほぐしていました。イチローがバッターボックスにはいったときも、ルーチーンワークをしています。同じことを繰り返すことで、いつもの冷静な気持ちになれるわけです。

私は、大きな手術の朝はほぼ同じ時間に起きて、同じスケジュールで動きます。そのときのルーチーンワークのひとつが、私が子供のころ剣道を習っていた恩師が亡くなられたときに香典返しでいただいたタオルで、シャワーを浴びたあとの体を拭くことです。そうすることで、今日の手術がうまくいくという確信をもつことができるのです。それはおそらく、恩師という人生の先輩が、損得抜きで、日本人として向上してほしいという思いを私に対しても持っていたということを、タオルを見ることで感じるからでしょう。

プレッシャーの中で、人から人へ伝わる温かいものを感じ、それに感謝することは、孤独感をいやしてくれ、落ち着きを取り戻せる気がします。

# 第5章

# ホルミシス力を高めるための生物学的な視点

## 人生に役立つ、ホルミシス力を高めるための生物学の法則

今までは、脳から見てどのようにホルミシス力を高めるかということを、主に人間学の視点からのべてきました。ここからは、生物学からの視点でのべます。

ホルミシス力を高めるための様々な法則が生物にはあることを、第1章から3章までのべてきました。それらの法則は、人生を生きていく上で、ストレスを乗り越え、ホルミシス力を上げるのにも役立つのではないかと私は考えています。生物学から応用して人生に役立ちそうな法則と、それをどのように人生で適応していくかをのべます。

### ①低すぎるストレスではホルミシス力は上がらない。

放射線ホルミシスの一番効果が上がるのは、60～600ミリシーベルト／時間で、

それ以上でもそれ以下でもホルミシス効果は上がらないという報告があります。その人のホルミシス力をはるかに越えるストレスを受けると、人はダウンしてしまいますが、あまりに低すぎるストレスでもホルミシス力を上げることにはなりません。

孟子にこういう言葉があります。

**天の将に大任をこの人に下さんとするや、必ずまずその心志を苦しめ、その体膚を飢えしめ、その身を空乏にし、行うことそのなさんとするところに払乱せしむ。**

ストレスが人間のホルミシス力を高め成長させるということは、２０００年以上の昔からわかっていた真理でした。雪国の人が粘り強いのも、偉人が辛酸をなめて成長していったのも、ストレスのあることが人生にとって極めて大事であることを教えています。人間には、ホルミシス力を上げるくらいの、ある程度負荷のあるストレスが必要であるということです。

## ②ストレスを修復する環境が整っている。

放射線のストレスを修復するためには、適度な温度であるなどの、修復酵素が働きやすい環境であることが大事です。昔でいうと、ストレスを頑固おやじから与えられるだけではだめで、それをかばって子供の側に立つ優しい母親の存在が、子供を成長させるために大きかったのと似ています。京都大学の総長であった平澤興先生が講演でこのようなことをおっしゃったそうです。

村役場の手違いで一年早く六歳になったばかりで学校に上がったので、気後れがして一度も手を挙げることすらできず、落第して当たり前だと思われていた子が、先を案じた親の計らいで転校した新潟市の小学校で、最初の授業時間に身の置き所もない思いでただうつむいてひたすら字を書いていたとき、つかつかと歩み寄られた担任の先生が、お前のようにきれいな字を書く子は新潟市の小学校にもおらんぞといたくほめてくださり、あろうことかそのつたない字を、授業が終わるとき前の黒板に貼り出してくださった。

私の今日があるのはあの先生の一言のおかげです。あのとき私は目の前が急に明るくなり、体が熱くなるような思いがした。


そのような温かい気風が、厳しい自然や環境を乗り越える力を、日本人に与えてきました。

## ③小さなストレスを乗り越えると大きなストレスに強くなる。

低い放射線量をまず照射すると、そのあとに高い放射線量を照射しても、細胞や動物は耐えられるという法則があります。これはとりもなおさず、ホルミシス力を高めるひとつの方策になります。

今80歳を過ぎてエベレスト登頂に再び挑戦しようとする三浦雄一郎さんが自分の

若いころを回想した本があります。それによると、彼は今では考えられないくらい幼いころは体が弱く、全く何事にも自信を持てない子供だったそうです。そんなある冬に、彼の父親と一緒に冬山を登ったそうです。

半べそをかきながら、ラッセルして進む父の後ろを必死でついていきました。おぼれるように、もがくように、樹氷が連なる峠を一歩一歩越えていきました。ようやく学生の待つ山小屋にたどり着いたのは、夜の11時ごろだったでしょうか。そこで学生たちにいわれたのが、「よくこんな深い雪の中を歩きとおせたね。大人でもできないのに、君は小さいのに偉いな」という一言です。この言葉が、どれだけ僕を勇気づけたか。

彼がその後、様々な困難に挑戦する起点となったエピソードだと思います。その登山は、その後に挑んだ彼の挑戦に比べれば難易度は低かったでしょうが、その自信が彼のホルミシス力を上げ、より困難なことにも挑戦できるようになったのだと思われます。

私も、かつて遺伝子治療の研究をやっていたときに、何をやってもうまくいかない時期もありました。そのときに、簡単な実験でうまくいったことで少し自信をとりもどし、流れが変わったこともあります。

野球などのスポーツでも、流れを大事にします。悪い流れのときに、どんな小さなことでも挑戦して成功することで、弱っていたホルミシス力が息を吹き返し、よりレベルアップすることは、ひとつの人生の法則であると私は考えています。

## ④大きなストレスに遭遇すると小さなストレスを乗り越えるのが容易になる。

前記と逆の現象も、ホルミシスでは報告されています。大きなストレスのあとに、小さなストレスは乗り越えやすいというものです。

明治天皇は、動乱の時代を生きてきました。幕末の動乱があり、西南戦争があり、日清、日露戦争がありました。明治天皇は何事にも動じない肚の据わった人だと伝わっていますが、その源泉は幕末の動乱を経験したことでした。いつ体制がひっくり返るかわからない幕末の動乱の厳しさに比べれば、そのあとのことはいかほどでもないと語られた話も伝えられています。

全く次元の違う話ではありますが、私も学会発表で、ホルミシス力に関して同様の経験をしています。コールドスプリングハーバー研究所という、米国のニューヨーク州ロングアイランドにある研究所で発表したときのことです。DNAの二重らせんモデルでノーベル賞をとったジェームズ・ワトソンが所長をしていることでも有名な研究所です。そのとき、私は英語がろくにできない上に、その当時遺伝子治療の最先端に関する発表であったため、発表する前には相当プレッシャーを受けたことを覚えています。しかし、それでホルミシス力が上がったせいか、その後の学会発表はだいぶ楽になった印象があります。

大東亜戦争後に日本が驚異的な復興をとげたのも、この法則がひとつの理由であると私は考えています。戦争でいつ命を失うかもしれないという恐怖と戦ってきた戦時中に比べれば、たとえ食べるものもなく、企業が壊滅状態であっても、終戦直後のストレスは小さなものであったでしょう。大きなストレスから解放されたあとの明るさ、自由さを、戦後創業したソニーやホンダに感じます。

**⑤ストレスを受けると、それに対応するための刺激のない時間が必要である。**

適度のストレスがあるとホルミシス力が高まるのは事実です。しかし、放射線照射で活性酸素が細胞内に生じたあとに、それを除去するための抗酸化酵素などがつくられて、ストレスを乗り越えようと十分働かせるためには、ストレスのない時間が必要です。ストレスがずっと続くと、それを乗り越える力を養う余裕がないため、決してホルミシス力を高める方向には働きません。

晩年まで仕事に対する旺盛な活力がある人は、例外なく若いころストレスがあり、下積み期間の長い人たちでした。実業家、作家など、どの職業をとっても、本当に質の高い仕事を死ぬまでし続けた人は、ストレスがあり何も活躍できない長い下積み期間の間に、脳の使い方が熟成していったのではないかと思います。

先日、西郷隆盛のひ孫である西郷隆文さんにお話をお伺いする機会がありましたが、現代の教育についてどう思うかの質問に対して、西郷隆盛が2回島流しにあったことを語っておられました。幕末における彼の超人的な活躍の源は、島流しのストレスと、島というゆったりした時間が流れる中での読書で熟成されたことは間違いありません。

西郷隆盛は、欧米列強に侵略されないように内乱をできるだけ早くおさえるため、勝つ気のない西南戦争にかつがれ、武士の世の中を一気に終わらせたことを見ても、脳の次元が極めて高い侍であると感じます。日本人がいまだに彼を敬愛する理由はそこにあるのでしょう。

教育においても、基本を詰め込む厳しい期間は必要なのでしょうが、一番大事なのは、ホルミシス力を高めることであると私は考えています。適度のストレスとそれを乗り越えレベルアップする力が、社会で生き抜くには一番大事です。そのための知識であり、それを基にした智慧なのです。

昔の人は早くから社会に出て、現場でそれを学んできました。松下幸之助は小学校しか出ていませんが、大阪の船場での丁稚奉公での教育で自分の基礎ができた、と語っていました。その教育方針は、お客様を大切にする、逆境に負けない、自立するなど、商売人としていかにホルミシス力を上げるかということです。これが本当の教育であると私は感じています。

では、忙しい現代人が意図的に熟成する期間をつくることは可能なのでしょうか。その智慧が４０００年前の昔からあります。それは瞑想なのです。詳しいことは拙書に書いたので、それを参照にしていただければ幸いです。

私の行っている瞑想は、以下の2点のみという簡単なものです。

・腹式呼吸でゆっくり吐くのを意識すること

・目をつぶり外界からの情報を遮断すること

この極めて簡単な2つの方法が、実は瞑想の効果と関係しているようです。

息をゆっくり吐くことで副交感神経の刺激につながることは、40年も前に報告されています。瞑想で、意識して吐く息をゆっくりするのは、副交感神経を主体にすることで、脳をゆったりした働きやすい環境にしようということに他なりません。せかせかした環境では、脳の一部が反射的に働いているだけで、脳全体は働きません。また、目をつぶり情報を遮断することが、脳の司令塔である自我を活性化することが、最近の脳科学ではじめてわかってきました。これは、考えてみれば当たり前のことです。人は、周囲の刺激があるときは、どうしてもそれに脳が反応して、脳の一部の回路しか活性化しません。その刺激が、ストレスのような動物脳を強く活性化するものであると、できあがったその脳の回路から逃れるのは極めて困難になります。

たとえば普段でも、恐怖を感じて、考えもなくワンパターンの行動をとることはよくあります。それを断ち切るには、ストレスを断ち切るしかありません。瞑想をすることでストレスを断ち切り、脳の司令塔である自我から指令を発して周囲の脳を使う、脳本来の状態にリセットされるのです。

ストレスを感じた過去の経験を、自我が統制する脳の中の、適切な引き出しの中に入れ、いずれ乗り越えて脳をレベルアップさせるには、静かな時間の中で熟成させる必要があります。

## ⑥若いときのほうがホルミシス力を上げやすい。

温度変化でホルミシス力が上がるのは、40歳以下のみであると報告されています。「かわいい子には旅をさせよ」の諺のとおり、若いうちのストレスのほうが、ホルミシス力を高めます。

ホルミシス力を若いうちに高めないまま、年を取って急に強いストレスがあることが、認知症の大きな原因であると私は考えています。前にのべたとおり、アルツハイマー病の患者さんは、ストレスが強いあまり、外の世界から逃げて、周囲の情報を入れたくないという気持ちが働いているのではないか、その結果正確に情報を受動する脳の機能が落ちるのではないか、と私は推測しています。逆に、若いうちにホルミシス力を高めておけば、年をとってもストレスから逃げることなく、適切に対応できるようになります。

もう一度教育の話に戻りますが、子供のストレスを先回りしてなくそうとする傾向が、今は強い気がします。昔は子供が多かったためか、あまり親にかまわれることはなく、子供は自分でストレスに対処するしかありませんでした。今は子供が少ないせいか、親が子供の生活に介入することが多く、危ないからこれをやめろ、こちらのほうが得だからこれをやれ、といった話が子供をがんじがらめにしているように見えます。

そのために、子供が親の顔色ばかり伺い、おとなしいから手がかからないように見えて、ストレスがあると突然切れたりするようになっています。親の余計なおせっかいが、子供のホルミシス力を阻害しているのです。

何度ものべますが、社会に出て一番大事なのは、ホルミシス力が高いかどうかです。何が一番大事であるかを、教育で再考してみる必要があると私は感じています。

## ⑦物理的にホルミシス現象を起こすものを補助に使う。

第３章で詳細にのべたように、運動、飢餓、知的な活動、温度変化などはホルミシス現象を起こしますが、これらが脳のホルミシス力を高めるための補助に使えるでしょう。

たとえば、運動をすると気分がすっきりすることは、皆様もご経験かと思います。ストレスがあるときに、何かスポーツに打ち込むことで気分が変わり、ストレスに打ち勝つ力が出ることもあります。そのためには、ある程度の負荷のある運動のほうが、ホルミシス力を高めるようです。

適度の飢餓状態も、脳を活性化します。満腹のときより、空腹のときのほうが当然脳が働きますが、それはおそらく血流の関係もあると思われます。食品も、地中海ダイエットという、野菜、魚、オリーブオイル、赤ワインなどを中心に摂取すると、ストレスで発症する認知症にはなりにくいと報告されています。

これは私の経験になりますが、食品が意外と精神に影響を及ぼすと思ったのは、アホエンというにんにくの有効成分です。アホエンを含むオリーブオイルを飲むだけで気持ちが前向きになり、ストレスに強くなった気がしたことがあります。アホエンの詳細に関しては、拙著『ボケない生き方』にゆずりますが、この食品が免疫力を上げ、抗癌作用があるといわれており、これを普段からとることにより、ストレスを乗り越えるのに前向きになり、ホルミシス力が高まるのではないかと考えています。

もし、多くの人が歴史上長い期間摂取しており（たとえば、にんにく、コーヒー）、自分がもし食べたり飲んだりして元気になるのであれば、ホルミシス力を高める手段として、普段からとることは有効であると私は感じています。

知的な活動も脳のホルミシス力を高めるでしょう。知的な活動で認知症になりにくいことは様々な報告がありますが、それは単に知的な活動で知識が増えるためだけではないと思います。その理由のひとつは、たとえば本を読むことで、ストレスを乗り越えるための、様々な智慧を持つことができることも大きいでしょう。

温度変化も、脳のホルミシス力を高めるでしょう。中村天風という大正から昭和にかけて多くの人に影響を与えた偉大な哲人は、冬の寒い朝でも水にとびこんで鍛えたという話があります。超低温が痴呆などの脳の病気の改善にいいという報告がありますが、確かに温度変化が大きい温帯の中でも、どちらかといえば寒いところに、世界の優秀な大学が集まっている傾向がありそうです。

## 日本人は、かつて高いホルミシス力を持っていた

なぜ人間が地球上で一番進化した生物になったかといえば、脳が発達したおかげであることは間違いないでしょう。様々なストレスに対して、言語を基に智慧を使ったり（左脳）、集団をつくってお互いの気持ちを気遣いながら（右脳）乗り越え、進化してきました。つまり、人間が高いホルミシス力を持っている中心的な役割を、脳は担っているのです。

高いホルミシス力をもった人間が、厳しいストレスと戦っている姿ほど感動するものはありません。幕末の勤王の志士たち、戦後何もないところから世界に冠たる企業をつくりあげた創業者たち、彼らは、己を無にして集団をつくり厳しいストレスを乗り越えてきました。

ソニーの創業者である井深さんがおっしゃっていた、日本人はどんな困難でも乗

り越える力がある、というご発言は決して誇張ではありません。ずっと鎖国をしていた極東の小さな国である日本が、門戸を開いてたった30年位で大国ロシアに勝つほどの国力をもったこと、大東亜戦争の敗戦で全土が焼け野原になってからたった30年位で国民総生産が世界第２位になったことを見ても、いってみれば世界史の奇跡であり、日本人のホルミシス力がいかに高いかの証拠になります。

その源泉は、自然が豊かで、なおかつ厳しい、独特の環境にあるのではないか、と私は考えています。地震や台風という強烈なストレスがあって、そのあとにそれを乗り越えるための優しくて豊饒な自然があることが、日本人のホルミシス力を自然に高めたでしょう。何かの原理を基に争うのではなくて、自然に溶け込んで、自然のサイクルの中で生きていく日本人独特の脳の使い方は、地球にとっては持続可能な、長い目で見て一番強いホルミシス力を持っているのではないかと、私は考えています。

しかし、最近私だけではなく多くの日本人が、自分たちのホルミシス力に不安を持ちだしたように見えます。ここ最近の、毎年3万人いる自殺者、家族がばらばらになり無縁社会といわれだしたこと、企業が世界の競争に勝てなくなってきたこと、など多くのマイナス要因が顕在化してきました。

私は、こういう時代だからこそ、どうすれば日本人のかつて高かったホルミシス力を取り戻すことができるか、を真剣に考える時期がきたと感じています。まず、日本人のホルミシス力の源泉である、人と人とのつながり、真摯に物事に取り組む姿勢、つまり右脳に少し傾いた得意な脳の使い方をもう一度評価しなおすべきだと思います。

そして、今の世界中が巻き込まれている大競争時代に、日本人はやっぱりホルミシス力が高い、と尊敬されるような、日本人らしい、なおかつ時代にあった新しい生き方を模索することが、今の日本人の閉塞感を打ち破る鍵である、と私は信じています。

## 幸せに生きていくために大事なこと

もう一度、この本でのべてきたことのおさらいをしてみます。第1章では、放射線におけるホルミシス現象が提唱されるようになった歴史的な背景をのべました。そして、提唱されるようになってから現在までの約30年間に、どのような科学的な報告が放射線ホルミシスについてなされているかをまとめてみました。多くの報告が放射線ホルミシスを裏付けるものでしたが、科学特有の、何か新しいことをいえば必ずそれに反論する報告もあり、今はおそらく「放射線にはホルミシス現象があるであろう」という段階で、さらに歴史の審判を待つ必要がありそうです。

第2章では、放射線ホルミシスを利用した治療についてのべました。これは別の話になりますが、戦前、結核が猛威をふるっていたときに、多くの医学者が結核の研究をしましたが、戦後有効な抗結核薬が出現したとたんに、結核の研究は下火になりました。

つまり、医者にとっては、病気の原因の解析よりも治療が大事であり、様々な病気に放射線ホルミシスを利用した治療が有効であることがわかってきつつある今は、放射線にホルミシス現象が存在するのは当然として、どのように現行の治療と組み合わせるかが最大の関心事であると思います。

第3章では、ホルミシス現象は放射線にとどまらず、ストレスと生物との関係という視点で見ると、普遍的な現象であるということをのべました。生物は、生きていくためにストレスを乗り越える能力を、進化の過程で遺伝的に獲得してきています。ホルミシス現象とは、つきつめていえば、ストレスがあることでストレスを乗り越える遺伝子にスイッチがはいる現象、ともいえます。普段使われていない遺伝子や蛋白質をストレスが活性化することで、生物は能力が上がり、元気になるのです。

このような、ストレスに対して生物がホルミシス現象を起こしてレベルアップする力を、「ホルミシス力」とこの本で名づけました。人間は一番進化している生物であり、それはとりもなおさずホルミシス力が際立って強いことを意味します。その強さの源泉は、他の生物に比べて人間で一番発達している器官である、脳です。

第4章は、その脳が深く関わっている、人生を生きていく上でどのようにストレスに対処し、ホルミシス力を上げるかを、脳から見てのべました。このように、脳から見たストレスへの対処法を、段階別に細分化して考え自分に投影することにより、ご自身のストレスへの対応力の現状がわかると思います。そこから自分のホルミシス力を上げるための改善点が見つかれば、ストレスに対してある程度冷静に対処し、ストレスでつぶれるのではなく、ストレスを契機にしてホルミシス力を上げる一助になるのではないかと私は考えています。

第5章では、第1章から第4章までのべたホルミシス現象における科学的な法則の中で、人が生きていく上でホルミシス力を上げるために役立ちそうなものを選んでみました。ストレスを乗り越えるために今まで精神論や経験論で語られてきたものが、科学のメスを入れることで、より整理されたのではないかと思います。

人間は、肉体的な力は熊やライオンに劣りますが、なぜホルミシス力が際立って強いかといえば、脳を使って科学的に考え、万人が容易にできるようにする能力があることが大きく貢献しています。熊やライオンを、人間が麻酔銃を使って容易に眠らせることができるように、動物脳が深く関係するホルミシス力も、科学的な方法で上げる時代になったと私は考えています。

しかし、ホルミシス力は、人により違います。ホルミシス力を上げるには、その人にとっての適量のストレスを、適切な期間与えるさじ加減が大切です。その人の持つホルミシス力の程度と、その人の置かれた状況にあわせたきめ細かな対応が、その人のホルミシス力を上げ、幸せに生きていくために極めて大事なことであると私は感じています。

# おわりに

私は医者として様々な病気を診てきましたが、結局は人間がストレスをどう扱うかが大きな鍵であると感じてきました。今回、縁があって放射線ホルミシスのことを調べるようになり、ホルミシス現象が実は、我々の分野の治療にとっても利用すべき大事な現象であることがわかりました。さらに、ホルミシス現象は、人生を生きる上でも極めて大事な原理であると考えるようになりました。

この本に繰り返し書いたように、人間の中にはストレスを乗り越える遺伝子が眠っており、適度のストレスのみがその遺伝子にスイッチを入れることができます。放射線がないと細胞は死んでいくように、ストレスがないと人間は成長しないのです。特に、人間は他の生物に比べて優れた脳を持っています。脳は人間が強いホルミシス力を持っている大元になる器官です。

しかし、いくらストレスのあるのが大事といっても、戦国武将の山中鹿之助のように「願わくはわれに七難八苦を与えたまえ」と三日月に祈れる強い人間はそうは多くありません。つまり、昔の人のようにストレスに強ければいいのですが、ストレスに弱い現代人は、ストレスが強いと思うと動物脳が強く反応してコントロールできなくなるので、理屈ではわかっていても、すぐにはストレスに対応できない面があります。ストレスに弱い現代人は、ストレスをコントロールするための工夫が必要です。

たとえば、本田宗一郎がモットーとしていた「惚れて通えば千里も一理」のほうが、今の人にはなじみやすいでしょう。これは、自分の好きなことだけをやればいいという意味ではありません。これは、第4章の「動物脳をコントロールし、脳全体が同じ方向を向く」にあたります。本田宗一郎は、仕事を好きになれ、仕事の中で自分の好きな部分を見つけて向上しろ、といっているに違いありません。それが証拠に、仕事中の本田宗一郎は極めて厳しい人でした。手を抜くとすぐにげんこつがとんでくるような人でしたが、恐怖心で人を動かす人ではありませんでした。

本当に仕事を好きになるということは、単にやっていて楽しいということではなく、努力してストレスを乗り越え、今までない技術を開発することが本当の意味で楽しい、そのようなやり方で仕事にとりくむことを好きになれ、ということなのだと私は理解しております。そうすると、好きだという動物脳が、単にわがままではなく自分でコントロールでき、脳全体が仕事で向上する方向を向きます。

つまり、工夫をして、ストレスを自分にとって適量にしてしまえば、乗り越えることができるようになります。そのための一番のポイントは、ストレスがあったときに、自分のホルミシス力を上げることに一番価値を置くことが大事です。ストレス自体を見るのではなく、ストレスによって自然に自分の中に引き起こされた、自分を成長させる反応を見て楽しみ、ホルミシス力を高めることにつなげるのです。

自分でも気づかない、眠っていた能力を発揮することくらい楽しいことはありません。そのようにしてホルミシス力が高くなればなるほど、結果的にストレスに感謝するようになります。

ホルミシス力を上げるには、実際にストレスを経験するしかありません。しかし、経験するだけでは不十分です。この本にのべたように、学問をすることが大事です。放射線や脳科学、人間学などの様々な学問を学ぶことで、ホルミシス力を上げるための自分にあった方法論が見えてきます。学びがないと、ストレスにより動物脳が過剰反応するようになり、人生の迷い道にはいり、むしろストレスに足を引っ張られることになります。

この本で、ホルミシス力を高めるための原理を知り、自分にあった工夫をして、実行するために、それらの学問を使って、様々な角度からのべてきました。この本の第4章と第5章にのべたことは、ストレスを乗り越える大きなヒントにはなると思いますが、自分の現状を知り、どれが自分にあてはまるかを「気づく」ことも大事です。たとえば、受動の項で、ストレスを過大評価も過小評価もせず、正確に評価すべし、とのべました。不安感が強いと過大評価しがちですし、不安感がなさすぎると過少評価しがちです。自分の今の精神状態、元々不安感の強い気質かどうか、などを勘案してどちらに傾いているかを「気づく」ことが第一歩です。自分の頭で考えることで、この本にのべたヒントが生きてくると思います。

書き終わって一番感じるのは、単なる精神論ではなく、学問的に冷静に見ても、人間にはストレスを乗り越える力が元々備わっている、ということです。ストレスを乗り越えようと戦っている人間ほど、美しく、胸を打つ存在はありません。その姿が我々を感動させる理由は、ストレスを乗り越えようとしてホルミシス力を高め、元々備わっている力を発揮することが、とりもなおさず人間らしく精一杯生きることの本質だからでしょう。

ストレスをきっかけに自分のホルミシス力を上げ、少しでも社会の役に立つことをすること、過去の尊敬すべき日本人たちは、そのような人生を送ることを自分に課し、日本を良くしてきました。

この本が、ストレスを感じている人に少しでも役立ち、乗り越えるための助けとなれば、私にとっては望外の喜びです。最後に、この本の取材にご協力いただいた人たちに感謝いたします。

## 第1章　参考文献

Gregoire O et al. Novel approach to analyzing the carcinogenic effect of ionizing radiations. Int J Radiat Biol 82, 13-19, 2006.

Jaworowski Z. Observations on the Chernobyl disaster and LNT. Dose response 8, 148-71, 2010.

Luckey TD. Physiological benefits from low levels of ionizing radiation. Health Phys 43, 771-789, 1982.

Magae et al. Quantitative analysis of biological resposes to ionizing radiation, including dose, irradiation time, and dose rate. Radiat Res 160, 543-548, 2003.

Matanoski G. Health effects of low-level radiation in shipyard workers. Final report. 471 pp, Baltimor, MD, DOE DEAC02-79EV. 10095 National Technical Information Service. Springfield, Virginia, 1991.

Preston DL et al. Solid cancer incidence in atomic bomb survivors: 1958-1998.

Rothkamm K et al. Evidence for a lack of DNA double-strand break repair in human cells exposed to very low x-ray doses. PNAS 100, 5057-5062, 2003.

Scott BR et al. Radiation-stimulated epigenetic reprogramming of adaptive-response genes in the lung: an evolutionary gift for mounting adaptive protection against lung cancer. Dose response 7, 104-31, 2009.

Setlow RB. DNA repair, aging, and cancer. Natl Cancer Inst Monogr 60, 249-55, 1982.

Shinoura N et al. Over-expression of APAF-1 and caspase-9 augments radiation-induced apoptosis in U-373MG glioma cells. Int J Cancer 93, 252-261, 2001.

Tanooka H. Meta-analysis of non-tumour doses for radiation-induced cancer on the basis of dose-rate. Int J Radiat Biol 87, 645-52, 2011.

Tao Z et al. Cancer and non-cancer motality among inhabitants in the high background radiation area of Yangjiang, China (1979-1998). Health Phys 102, 173-181, 2012.

Tauchi H et al. Two major factors involved in the reverse dose-rate effect for somatic mutation induction are the cell cycle position and LET value. J Radiat Res 50, 441-448, 2009.

Tomonaga M et al. Differential effects of atomic bomb irradiation in inducing major leukemia types: analyses of open-city cases including the life span cohort based on updated diagnostic systems and the dosimetry system 1986 (DS86) (RERFTR 9-91). Radiation effects research foundation, Hiroshima.

Tubiana M et al. The linear no-threshold relationship is inconsistent with radiation biologic and experimental data. Radiology 251, 13-22, 2009.

Vilenchik MM et al. Inverse radiation dose-rate effects on somatic and germ-line mutations and DNA damage rates. PNAS 97, 5381-6, 2000

Vilenchik MM et al. Endogenous DNA double-strand breaks: production, fidelity of repair, and induction of cancer. PNAS 100, 12871-6, 2003

岩崎利泰ら　放射線の生物影響リスクの評価　化学と生物　46巻　832-840ページ　2008年

近藤宗平『人は放射線になぜ弱いか』講談社

中川恵一『放射線医が語る被ばくと発がんの真実』ベストセラーズ

## 第2章　参考文献

Anderson RE et al. Radiation-induced augmentation of the response of A/J mice to Sal tumor cells. Am J Pathol 108, 24-38, 1982.

Bonge SM et al. Manual lymph drainage improving upper extremity edema and hand function in patients with systemic sclerosis in edematous phase. Arthritis Care Res (Hoboken) 63, 1134-41, 2011.

Cui R et al. Central role of p53 in the suntan response and pathologic hyperpigmentation. Cell 128, 853-864, 2007.

De Neve WJ et al. Low-dose total body irradiation in non-Hodgikn lymphoma: short- and long-term toxicity and prognostic factor. Am J Clin Oncol 13, 280-284, 1990.

Ekici G et al. Comparison of manual lymph drainage therapy and connective tissue massage in women with fibromyalgia: a randomized controlled trial. J Manipulative Physiol Ther 32, 127-33, 2009.

Franke A et al. Long-term efficacy of radon spa therapy in rheumatoid arthritis – a randomized, sham-controlled study and follow-up. Rheumatology 39, 894-902, 2000.

Franke A et al. Long-term benefit of radon spa therapy in the rehabilitation of rheumatoid arthritis: a randomized, double-blinded trial. Rheumatol Int 27, 703-713, 2007.

Hosoi Y et al. Suppressive effect of low dose total body irradiation on lung metastasis: dose dependency and effective period. Radiother Oncol 26, 177-179, 1993.

## 参考文献


Ishii K et al. Decreased incidence of thymic lymphoma in AKR mice as a result of chronic, fractionated low-dose total-body X radiation. Radiat Res 146, 582-585, 1996.

Lybeert MLM et al. Long-term results of low dose total body irradiation for advanced non-hodgkin lymphoma. Int J Radiat Oncol Biol Phys 13, 1167-1172, 1987.

Mitsunobu F et al. Elevation of antioxidant enzymes in the clinical effects of radon and thermal therapy for bronchial asthma. J Radiat Res 44, 95-99, 2003.

Murphy JB et al. The effect of roentgen rays on the rate of growth of spontaneous tumors in mice. J Exp Med 22, 800-803, 1915.

Passali D et al. SPA therapy of upper respiratory tract inflammations. Eur Arch Otorhinolaryngol 2012 May 16 (Epub ahead of print).

Pierquin B et al. Update on low dose rate irradiation for cancers of the oropharynx-May 1986. Int J Radiat Oncol Biol Phys 13, 259-261, 1987.

Safwat A. The role of low-dose total body irradiation in treatment of non-Hodgkin' s lymphoma: a new look at an old method. Radiother Oncol 56, 1-8, 2000.

Tanizaki Y et al. Clinical effects of complex spa therapy on patients with steroid-dependent intractable asthma (SDIA). Arerugi 42, 219-227, 1993.

Weller RO et al. Lymphatic drainage of the brain and the pathophysiology of neurological disease. Acta Neuropathol 117, 1-14, 2009.

Yamada S et al. Low-dose rate telecobalt thrapy as a boost against esophageal carcinomas. Cancer 69, 1099-103, 1992.

Yamada S et al. Radiotherapy for malignant fistula to other tract. Cancer 64, 1026-1028, 1989.

Yamaoka K et al. Study on biological effects of radon and thermal therapy on osteoarthritis. J Pain 5, 20-25, 2004.

安陪常正『玉川温泉で難病を克服する法』民事法研究会

篠浦伸禎『脳にいい５つの習慣』マキノ出版

篠浦伸禎『ボケない生き方』ディスカヴァリー・トゥエンティワン

田中孝一『私たちは玉川温泉で難病を治した』二見書房

田中孝一『私たちは「やわらぎの湯」でがん・難病を治した』二見書房

細井義夫　低線量全身照射による抗腫瘍効果　薬学雑誌 126、841 － 848、2006.

ホルミシス臨床研究会編『医師がすすめるラドン温湿浴』徳間書店

宮本美弥子ら　低線量全身照射の抗腫瘍効果に関する基礎研究　癌の臨床　33、1211－1220、1987

## 第3章　参考文献

Blardi P et al. Stimulation of endogenous adenosine release by oral administration of quercetin and resveratrol in man. Drugs Exp Clin Res 25, 105-110, 1999.

Borg J et al. The serotonin system and spiritual experiences. Am J Psychiatry 160, 1965-1969, 2003.

Bukowski JA et al. Is the hygiene hypothesis an example of hormesis? Nonlinearit Biol Toxicol Med 1, 155-166, 2003.

Burger JM et al. The functional costs and benefits of dietary restriction in Drosophila. Aging Cell 6, 63-71, 2007.

Calabrese EJ et al. Hormesis provides a generalized estimate of biological plasticity. J Cell Commun Signal 5, 25-38, 2011.

Dunsmore KE et al. Curcumin, a medicinal herbal compound capable of inducing heat shock response. Crit Care Med 29, 2199-2204, 2001.

Economos AC et al. Developmental temperature and life span in Drosophila melanogaster. II. Oscillating temperature. Gerontology 32, 28-36, 1986.

Galbadange T et al. Repeated temperature fluctuation extends the life span of Caenorhabditis elegans in a daf-16-dependent fashion. Mech Ageing Dev 129, 507-514, 2008.

Harte JL et al. The effect of running and meditation on beta-endorphin, corticotrophin-releasing hormone and cortisol in plasma, and on mood. Biol Psychol 40, 251-265, 1995.

Hipkiss AR. Dietary restriction, glycolysis, hormesis and ageing. Biogerotology 8, 221.224, 2007.

Jia Y et al. TRPC channels promote cerebellar granule neuron survival. Nat Neurosci 10, 559-567, 2007.

Kolb H et al. Resistance to type 2 diabetes mellitus: a matter of hormesis? Nature reviews 8, 13-192, 2012.

Kukkonen-Harjula K et al. Health effects and risks of sauna bathing. Int J Circumpolar Health 65, 195-205, 2006.

Kyriazis M. Nonlienar stimulation and hormesis in human aging: practical examples and action mechanisms. Rejuvenation Res 13, 445-452, 2010.

Leppaluoto J et al. Heat exposure elevates plasma immunoreactive growth hormone-releasing hormone levels in man. J Clin Endocrinol Metab 65, 1035-1038, 1987.

Lopez-Martinez G et al. Short-term anoxic conditioning hormesis boosts antioxidant defenses, lowers oxidative damage following irradiation and enhances male sexual performance in the Caribbean fruit fly, Anastrepha suspense. J Exp Biol 215, 2150-2161, 2012.

Macpherson LJ et al. The pungency of garlic: activation of TRPA1 and TRPV1 in response to allicin. Curr Biol 15, 929-934, 2002.

Mastorokos G et al. Exercise as a stress model and the interplay between the hypothalamus-pituitary-adrenal and the hypothalamus-pituitary thyroid axes. Horm Metab Res 37, 577-584, 2005.

Mattson MP. Energy intake, meal frequency, and health: a neurobiological perspective. Annu Rev Nutr 25, 237-260, 2005.

Mattson MP. Awareness of hormesis will enhance future research in basic and applied neuroscience. Crit Rev Toxicol 38, 633-639, 2008.

Nikolaidis MG et al. Redox biology of exercise: an integrative comparative consideration of some overlooked issues. J Exp Biol 215, 1615-1625, 2012.

Parsons TD et al. Affective outcomes of virtural reality exposure therapy for anxiety and specific phobias: a meta-analysis. J Behav Ther Exp Psychiatry 39, 250-261, 2008.

Radak Z et al. Exercise and hormesis: oxidative stress-related adaptation for successful aging. Biogerontology 6, 71-75, 2005.

Sale A et al. Environmental enrichment in adulthood promotes amblyopia recovery though a reduction of intracortical inhibition Nat Neurosci 10 679-681, 2007.

Sano M. Cardioprotection by hermetic responses to aldehyde. Circ J 74, 1787-1793, 2010.

Shutoh Y et al. Low dose effects of dichlorodiphenyltrichloroethane (DDT) on gene transcription and DNA methylation in the hypothalamus of young male rats: implication of hormesis-like effects. J Toxicil Sci 34, 469-482, 2009.

Sibille E et al. Lack of serotonin1B receptor expression leads to age-related motor dysfunction, early onset of brain molecular aging and reduced longevity. Mol Psychiatry 12, 1042-1056, 2007.

Wang HX et al. Personality and lifestyle in relation to dementia incidence. Neurlogy 72, 253-259, 2009.

Wiegant FAC. Postconditioning hormesis put in perspective: an overview of experimental and clinical studies. Dose Response 9, 209-224, 2011.

Wilson RS et al. Participation in cognitively stimulating activities and riks of incident Alzheimer' s disease. JAMA 287, 742-748, 2002.

Wolf SA et al. Cognitive and physical activity differently modulate disease progression in the amyloid precursor protein (APP)-23 model of Alzheimer' s disease. Biol Psychiatry 60, 1314-1323, 2006.

Zagrobelny Z et al. Hormonal and hemodynamic changes caused by whole body cooling in patients with rheumatoid arthritis. Pol Arch Med Wewn 87, 34-40, 1992.

Zhang H et al. Alleviation of pre-exposure of mouse brain with low-dose 12C6+ ion or 60Co gamma-ray on male reproductive endocrine damages induced by subsequent high-dose radiation. J Andol 29, 592-596, 2006.

## 第4章　参考文献

Northoff G et al. Cortical midline structures and the self. Trends Cogn Sci 8, 102-7, 2004.

Raichle ME et al. A default mode of brain function. Proc Natl Acad Sci U S A. 98, 676-82, 2001.

Shields RW Jr. Heart rate variability with deep breathing as a clinical test of cardiovagal function. Cleve Clin Med S37-40, 76, 2009

Tang YY et al. Central and autonomic nervous system interaction is altered by short-term meditation. Proc Natl Acad Sci U S A 106, 8865-70, 2009.

Yamamoto S et al. Medial prefrontal cortex and anterior cingulate cortex in the generation of alpha activity induced by transcendental meditation: a magnetoencephalographic study. Acta Med Okayama 60, 51-8, 2006.

浅野喜起『喜びの発見』致知出版社

## 参考文献


安陪常正『玉川温泉で難病を克服する法』民事法研究会

ＮＨＫ「プロジェクトX」制作班『ツッパリ生徒と泣き虫先生』ＮＨＫエンタープライズ

梶原一明『本田宗一郎が教えてくれた』ＰＨＰ研究所

加藤直哉『放射線心身症？』医療科学社

神渡良平『安岡正篤　人間学』講談社

小島直記『まかり通る』東洋経済新報社

坂根正弘『ダントツ経営』日本経済新聞出版社

佐藤等『実践するドラッカー　思考編』ダイヤモンド社

司馬遼太郎「日露戦争の世界史的な意義」（『文芸春秋』臨時増刊　昭和47年11月号）

司馬遼太郎『竜馬がゆく』文芸春秋

立石泰則『さよなら！僕らのソニー』文芸春秋

辻野晃一郎『グーグルで必要なことは、みんなソニーが教えてくれた』新潮社

戸部良一ら『失敗の本質』中央公論社

野村克也『弱者の兵法』アスペクト

三浦雄一郎＋豪太『生きがい。』山と渓谷社

水上治『がん患者の「迷い」に専門医が本音で答える本』草思社

篠浦伸禎『ボケない生き方』ディスカヴァー・トゥエンティワン

森繁和『勝ち続ける力』ビジネス社

# 驚異の「ホルミシス」力

眠っている能力をよみがえらせ人間力をアップさせる


2013年3月27日　第1刷発行

著者　篠浦伸禎

企画・編集　かざひの文庫
発行者　籠宮良治
発行所　太陽出版
東京都文京区本郷4-1-14　〒113-0033
電話:03-3814-0471／FAX:03-3814-2366
http://www.taiyoshuppan.net/

印刷　壮光舎印刷株式会社
製本　有限会社井上製本所

装丁　緒方徹



ISBN978-4-88469-768-6